最新版

図解 介護保険のしくみと使い方がわかる本

パラマウントヘルスケア総合研究所所長
牛越博文
[監修]

講談社

まえがき

介護保険制度は、三年に一度、改正されます。本書は二〇二一年の改正に伴い、二〇一八年に発行した本のデータ類を新しくしたものです。

介護保険制度ができてから二十余年が経ち、介護を必要とする人が増え続けるなか、介護サービスの現状は、財源・人材ともにますます厳しくなってきています。今回の改正では感染症への対応なども加わり、高齢者のいる家族や、現場はきわめて大変な状況になっています。

また、近年は施設探しに難航する人が多い印象です。施設側は、なるべく多くの利用者が、選択肢の一つとして施設の利用を検討できるよう尽力しています。しかし、それを上回るスピードで、利用希望者が増え続けているところも多いというのが現状です。

こうした状況をふまえ、老後の介護にどう備えるのか、終活ならぬ〝介活〟が今、重要となってきています。利用前に介護保険の知識を身につけておくことは、実際にサービスを使おうと思ったとき、きっと役に立ちます。介護は長期にわたりますから、制度のしくみを理解し、うまく利用してのりきってほしいと思います。

そして、介護が必要になった人に対し、身の回りのお世話だけでなく、自立を支援することが介護保険の理念です。サービスの利用を開始して、利用者の自立をめざし、要介護状態の軽減や、悪化防止につなげていきましょう。

介活の第一歩としては、まずどんな介護サービスがあるのかを知ることが大切です。

介護保険制度は、自宅や施設でさまざまなサービスが受けられるように組み立てられています。利用者は一人ひとりニーズが異なりますから、利用者本人の希望を明確にし、望みに沿ったプランを考える必要があります。本書では、利用者側に立った解説で、それができるようにサポートします。

今回も細心の注意を払って監修にあたりましたが、二〇二一年七月現在の情報ですので、細かい内容が変わっていることがあります。サービスを利用する際には、ケアマネジャーや市区町村の窓口等で確認することをおすすめします。

本書がみなさまのお役に立てば、幸いです。

パラマウントヘルスケア総合研究所　所長
牛越 博文

最新版 図解
介護保険のしくみと使い方がわかる本

もくじ

まえがき …… 1
ケース① ▶ 認知症が進み、いっときも目が離せない …… 6
ケース② ▶ 突然の事故で、夫を介護してくれる人が必要 …… 8
ケース③ ▶ 一人暮らしの母親が買い物に不自由している …… 10
介護保険について知るなら、まず、基本的なしくみから …… 12
介護保険証を呈示するだけでは、介護保険は利用できない …… 14

1 申請から介護サービス開始まで …… 15
全体の流れ ▶ 自分たちがやることはこれだけある …… 16
申請① ▶ 住んでいる市区町村の役所に申請する …… 18
申請② ▶ 申請には二種類の書類を提出する …… 20
調査 ▶ 本人のありのままの状態を見てもらう …… 22
認定 ▶ 要介護度が記された通知書が届く …… 24
要介護度 ▶ 要介護、要支援の七段階がある …… 26
ケアマネ決定 ▶ キーパーソンとなるいいケアマネを探す …… 28
ケアプラン作成 ▶ ケアマネの原案をみんなで検討する …… 30
担当者会議 ▶ 介護サービスに関わるメンバーが集合 …… 32
契約 ▶ 信頼できるサービス事業者と契約する …… 34
コラム ▶ 認定結果に納得できないときはどうすればいいい? …… 36

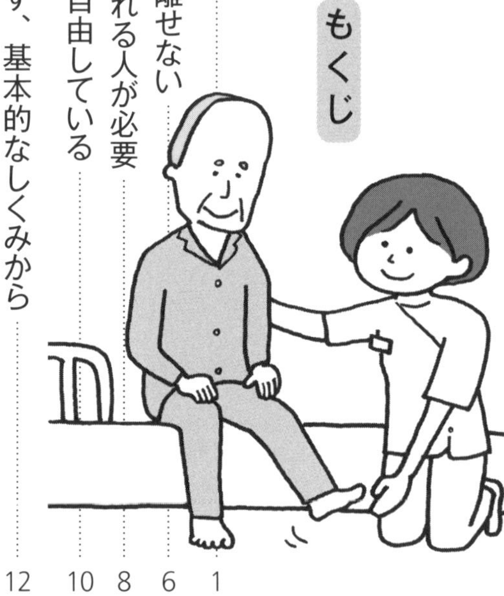

2 利用できる介護サービスを知る …… 37

要介護の場合① ▶ 介護保険を利用できるサービスは三種類 …… 38
要介護の場合② ▶ 三つの介護サービスを柱に組み立てる …… 40
要支援の場合 ▶ 介護予防のためのサービスがある …… 42
非該当の場合 ▶ 利用できるサービスが二つある …… 44
ケアプラン ▶ サービスの組み合わせ方を見てみよう …… 46
▽ケアプラン例① 一人暮らし・軽い半身マヒがある（70歳・男性） …… 47
▽ケアプラン例② 夫婦二人暮らし・認知症の進行がみられる（80歳・男性） …… 48
▽ケアプラン例③ 家族と同居・骨折で入院後、車椅子で生活（90歳・女性） …… 49
不足を補う ▶ 「介護保険＋α（アルファ）」や「地域資源」の活用を …… 50
▽認知症の場合 …… 52
▽遠距離で一人暮らしの場合 …… 53
コラム ▶ ボランティアは利用も参加もおすすめ …… 54

トピックス 利用者が知っておきたい 最新・介護保険事情 …… 55

トピック① ▶ 感染症や災害への対策が強化された …… 56
トピック② ▶ 高額介護サービス費の上限引き上げ …… 58
トピック③ ▶ 負担限度額認定の見直し …… 59
トピック④ ▶ 介護現場における〝ICT〟の活用促進 …… 60
トピック⑤ ▶ 認知症のある利用者への対応力アップ …… 61
トピック⑥ ▶ これからの介護保険の見通しをチェック！ …… 62

3 介護保険料について知り、見通しを立てる …… 63

財源▶税金と被保険者が納めたお金で運営 …… 64
支払い①▶所得に応じて自己負担額が違う …… 66
支払い②▶サービスが使える上限額が決まっている …… 68
支払い③▶上限額を超えた分は戻ってくる …… 70
コラム▶もし、保険料を支払っていなかったらどうなるの? …… 72

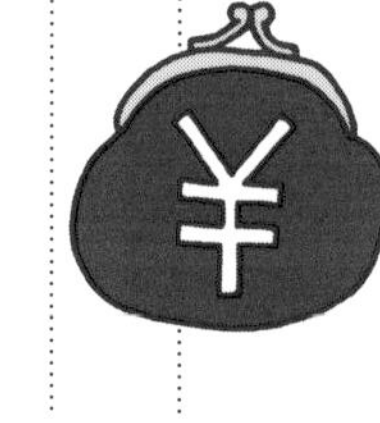

4 自宅で暮らしながら介護サービスを受ける …… 73

来てもらう①▶訪問介護(ホームヘルプ) ●ヘルパーさんが来てくれる …… 74
来てもらう②▶訪問入浴介護 ●自宅に簡易浴槽が運ばれてくる …… 76
来てもらう③▶訪問看護 ●病気の看護も必要なら …… 78
来てもらう④▶訪問リハビリテーション ●自宅でリハビリを進める …… 80
来てもらう⑤▶居宅療養管理指導 ●療養のしかたを管理してもらう …… 82
来てもらう⑥▶定期巡回・随時対応型訪問介護看護 ●24時間態勢でホームヘルパーや看護師が対応 …… 84
来てもらう⑦▶夜間対応型訪問介護 ●深夜から早朝までのサービス …… 86
施設に通う①▶通所介護(デイサービス) ●食事や入浴などを楽しみながら …… 88
施設に通う②▶通所リハビリテーション(デイケア) ●自立を目指してリハビリを受ける …… 90
施設に通う③▶認知症対応型通所介護 ●認知症に限定したデイサービス …… 92
コラム▶介護する人は自分の心身の健康も大切に …… 94
施設に宿泊①▶短期入所生活介護/短期入所療養介護(ショートステイ) ●短期間宿泊して機能訓練などを受ける …… 96
施設に宿泊②▶小規模多機能型居宅介護/看護小規模多機能型居宅介護 ●来てもらう、通う、宿泊のセットサービス …… 98

その他① ▶ 福祉用具貸与／特定福祉用具販売 ●福祉用具のレンタルと購入 …… 100
その他② ▶ 住宅改修 ●自立に向けてバリアフリーに …… 102
コラム ▶ ホームヘルパーには「やってはいけないこと」がある …… 104

5 施設で暮らしながら介護サービスを受ける

…… 105
施設の種類 ▶ 介護保険施設と、それ以外の介護施設等 …… 106
施設の選び方 ▶ 施設を選ぶときのチェックポイント …… 108
介護保険施設① ▶ 介護老人福祉施設（特別養護老人ホーム／特養）●福祉＋介護の生活の場 …… 110
介護保険施設② ▶ 介護老人保健施設（老健）●医療＋介護で在宅復帰を目指す …… 111
介護保険施設③ ▶ 介護療養型医療施設・介護医療院 ●長期の療養が必要な人は …… 112
介護施設等① ▶ 認知症対応型共同生活介護（グループホーム）●認知症の人が一緒に暮らす …… 113
介護施設等② ▶ 有料老人ホーム ●特定施設入居者生活介護を受けられることも …… 114
介護施設等③ ▶ サービス付き高齢者向け住宅（サ高住）●特定施設に指定されているところもある …… 115
介護施設等④ ▶ その他の介護施設等 ●探せばまだまだいっぱいある …… 116

巻末資料 …… 117
困ったときの相談窓口／特定疾病／
マイナンバー確認のために必要な書類／
高額医療・高額介護合算療養費制度の限度額／
地域区分の適用地域

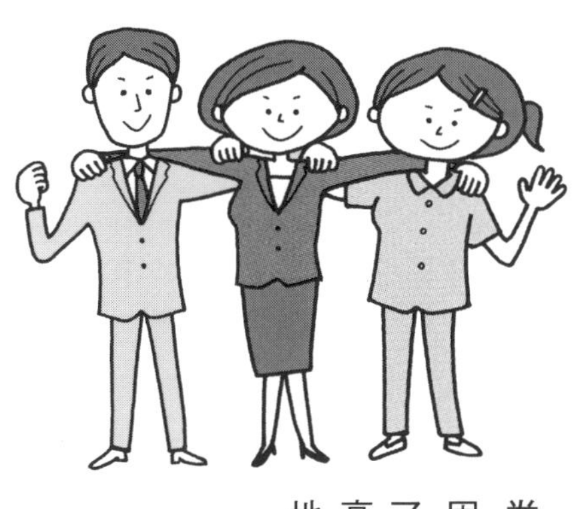

一人では大変。その負担を減らすには

ケース1

認知症が進み、いっときも目が離せない

Aさんの母親（82歳）は、2年前に初期の認知症と診断された。
Aさんは「仕事が忙しいから」と、自分にも言い訳しながら、
母親の世話を妻に任せてきた。しかし、妻の負担は大きくなるばかりで……。

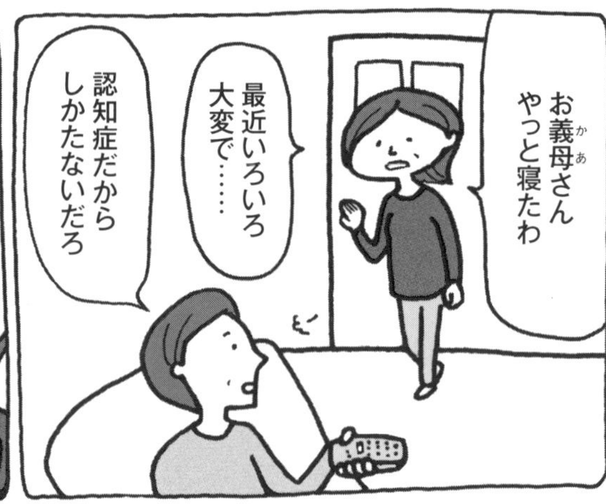

お義母さんやっと寝たわ
最近いろいろ大変で……
認知症だからしかたないだろ

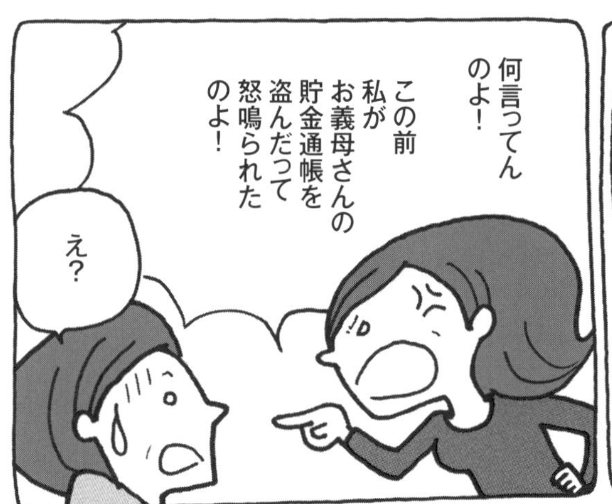

何言ってんのよ！
この前私がお義母さんの貯金通帳を盗んだって怒鳴られたのよ！
え？

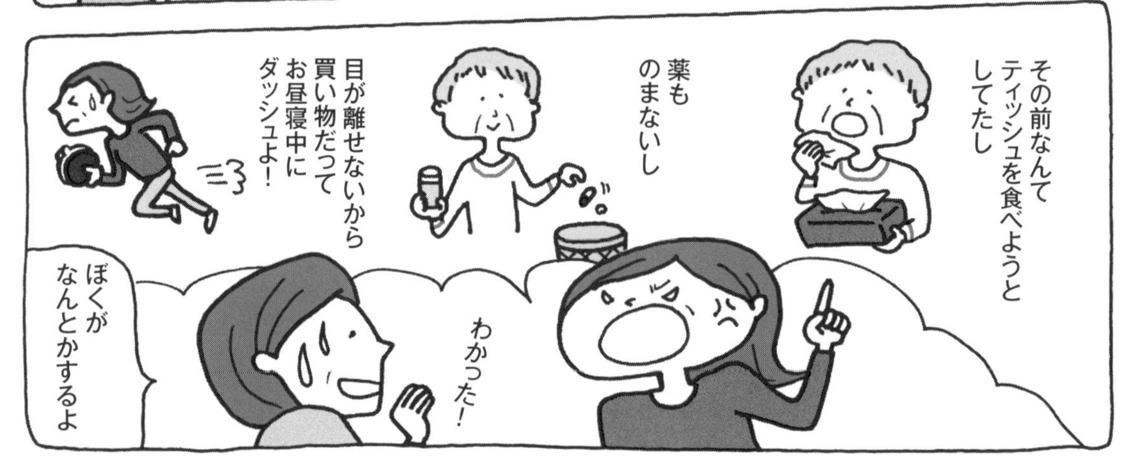

その前なんてティッシュを食べようとしてたし
薬ものまないし
目が離せないから買い物だってお昼寝中にダッシュよ！
わかった！
ぼくがなんとかするよ

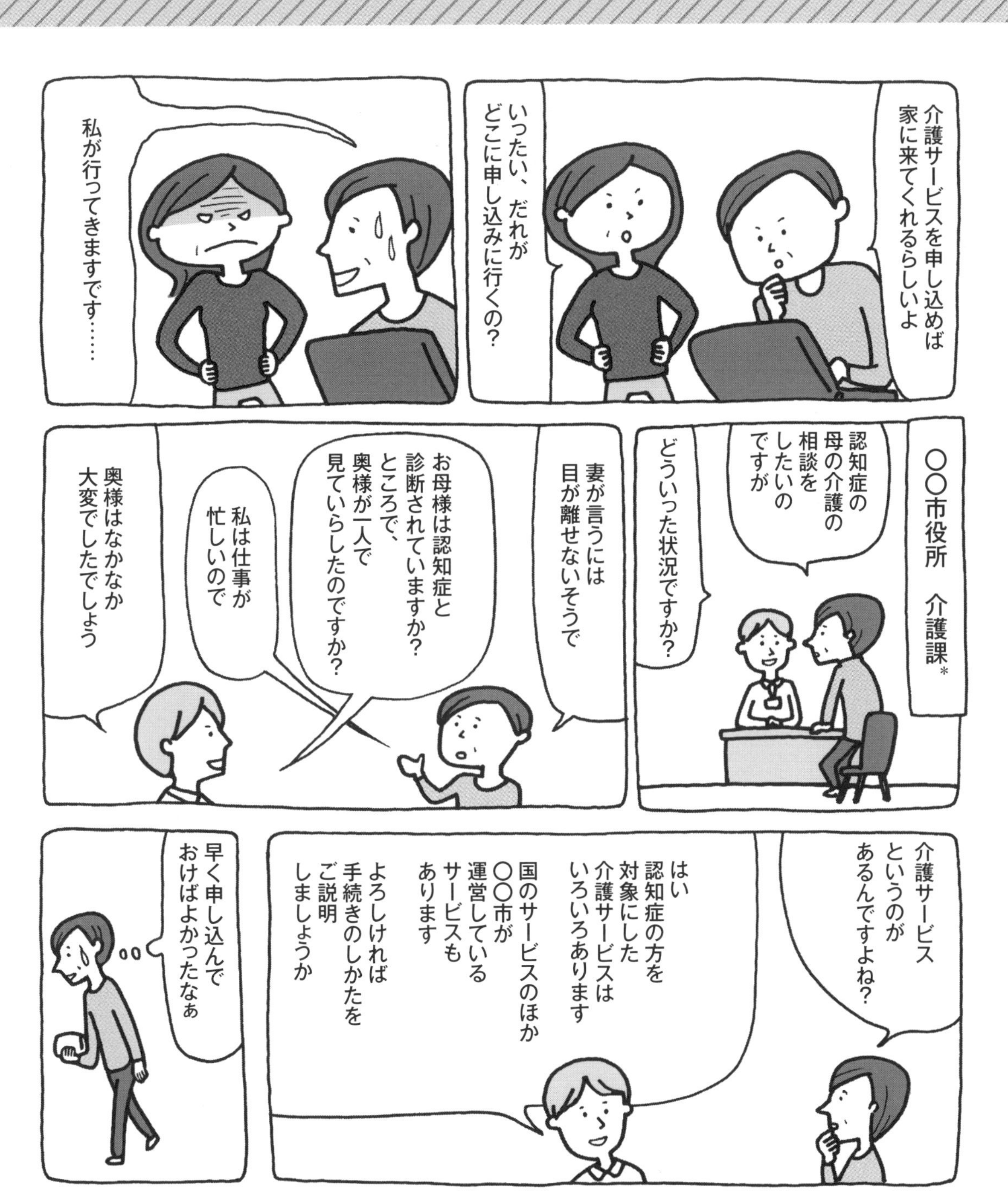
介護サービスを申し込めば家に来てくれるらしいよ
いったい、だれがどこに申し込みに行くの?
私が行ってきますです……
○○市役所　介護課*
認知症の母の介護の相談をしたいのですが
どういった状況ですか?
妻が言うには目が離せないそうで
お母様は認知症と診断されていますか?ところで、奥様が一人で見ていらしたのですか?
私は仕事が忙しいので
奥様はなかなか大変でしたでしょう
介護サービスというのがあるんですよね?
はい認知症の方を対象にした介護サービスはいろいろあります
国のサービスのほか○○市が運営しているサービスもあります
よろしければ手続きのしかたをご説明しましょうか
早く申し込んでおけばよかったなぁ

*担当窓口の名称は市区町村によって異なる

急な事態でも
助けてもらえる

ケース2

突然の事故で、夫を介護してくれる人が必要

Bさん（68歳）の夫（70歳）は、4年前に脳出血で倒れ、右半身が動かせず、言葉もうまくしゃべれない。ところがBさんが自転車で転倒。太ももの骨折で手術・入院することになり、そのあいだ、夫の介護ができなくなってしまった。

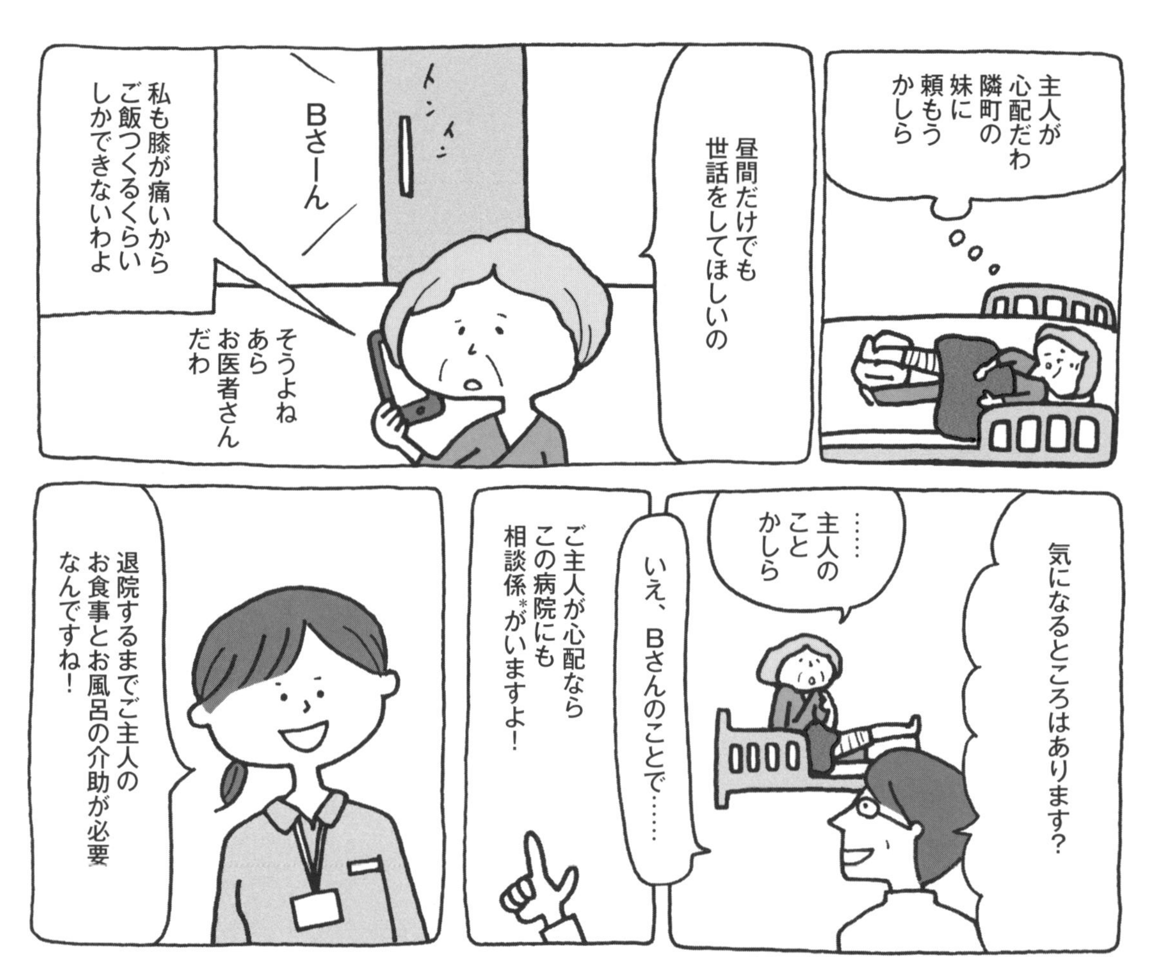

主人が
心配だわ
隣町の
妹に
頼もう
かしら
昼間だけでも
世話をしてほしいの
トゥルル
Bさーん
そうよね
あら
お医者さん
だわ
私も膝が痛いから
ご飯つくるくらい
しかできないわよ
気になるところはあります？
……
主人の
こと
かしら
いえ、Bさんのことで……
ご主人が心配なら
この病院にも
相談係*がいますよ！
退院するまでご主人の
お食事とお風呂の介助が必要
なんですね！

*メディカルソーシャルワーカーという（→P39）

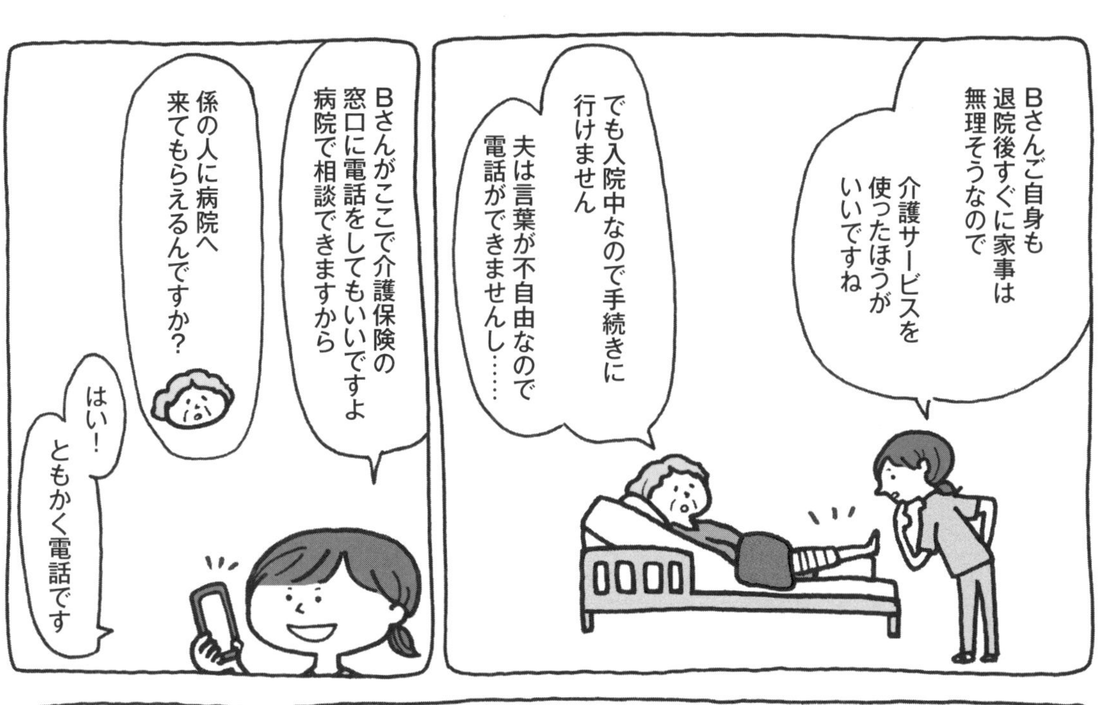
Bさんご自身も退院後すぐに家事は無理そうなので
介護サービスを使ったほうがいいですね
でも入院中なので手続きに行けません
夫は言葉が不自由なので電話ができませんし……
Bさんがここで介護保険の窓口に電話をしてもいいですよ病院で相談できますから
係の人に病院へ来てもらえるんですか？
はい！ともかく電話です

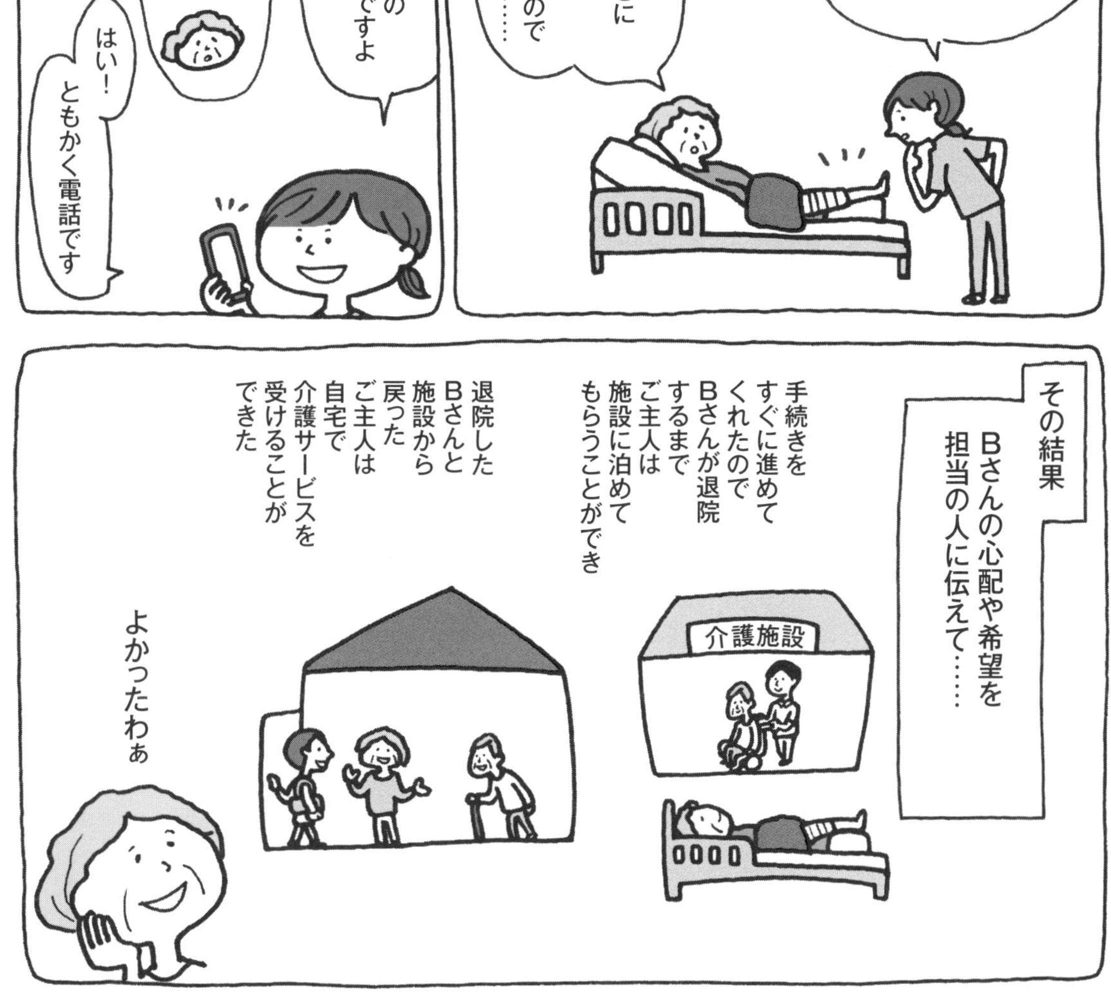
その結果
Bさんの心配や希望を担当の人に伝えて……
手続きをすぐに進めてくれたのでBさんが退院するまでご主人は施設に泊めてもらうことができ
介護施設
退院したBさんと施設から戻ったご主人は自宅で介護サービスを受けることができた
よかったわぁ

将来、介護が必要とならないために

ケース3

一人暮らしの母親が買い物に不自由している

Cさんの母親（80歳）は地方で一人暮らし。夫とは10年前に死別。

Cさんは遠く離れた都会に住んでいる。実家の母親には月1回の電話をする程度。

母親は膝や腰の痛みの影響で、外出がおっくうになっているという。

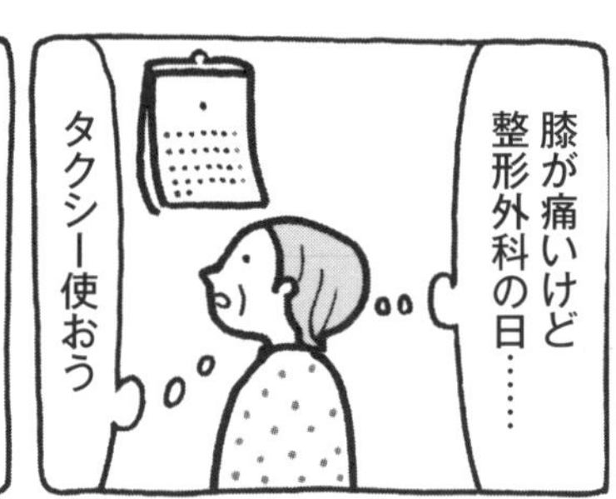
膝が痛いけど整形外科の日……
タクシー使おう

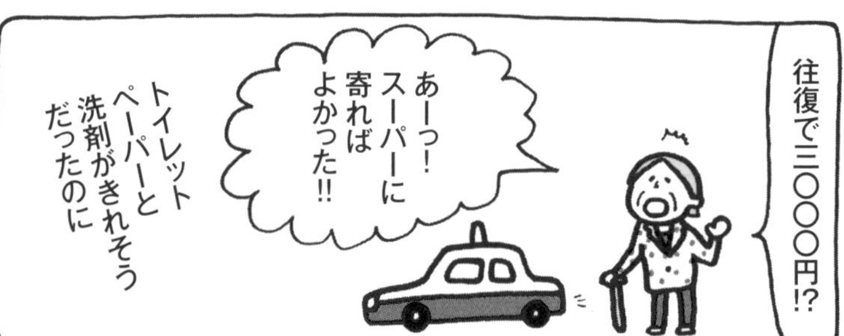
往復で三〇〇〇円!?
あーっ! スーパーに寄ればよかった!!
トイレットペーパーと洗剤がきれそうだったのに

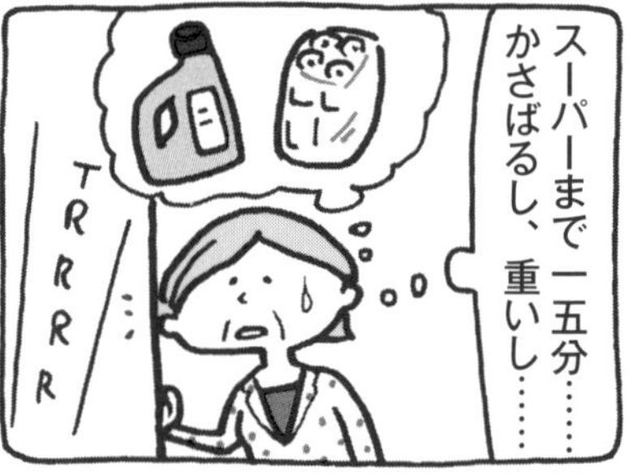
スーパーまで一五分…… かさばるし、重いし……
TRRRR

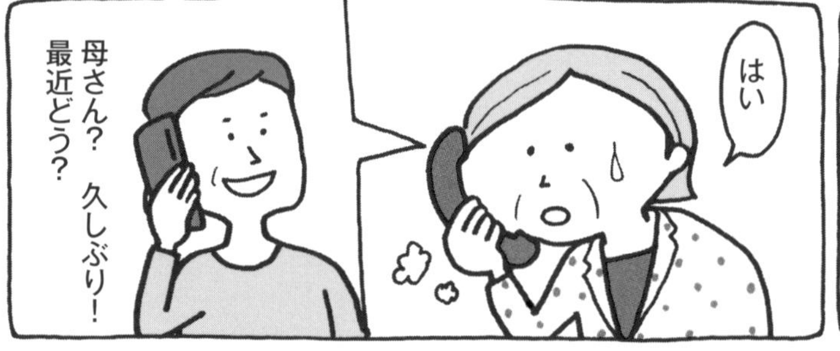
はい
母さん? 久しぶり! 最近どう?

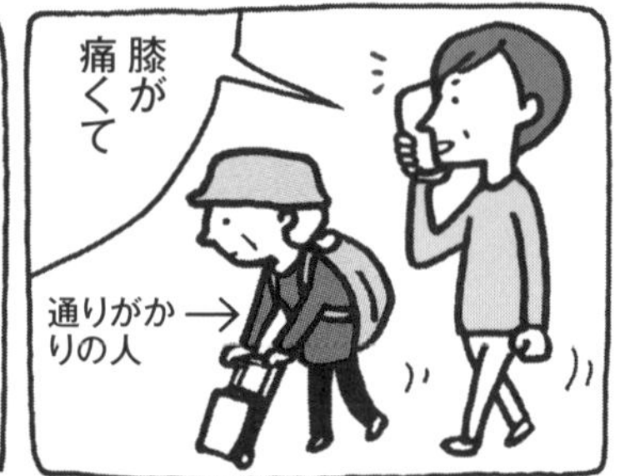
膝が痛くて
通りがかりの人

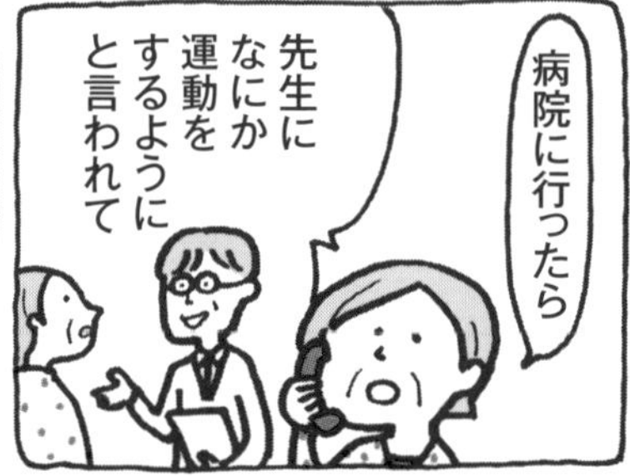
病院に行ったら
先生になにか運動をするようにと言われて

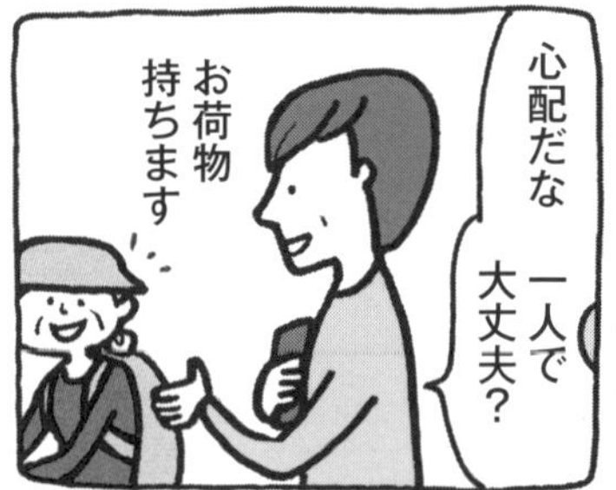
心配だな 一人で大丈夫?
お荷物持ちます

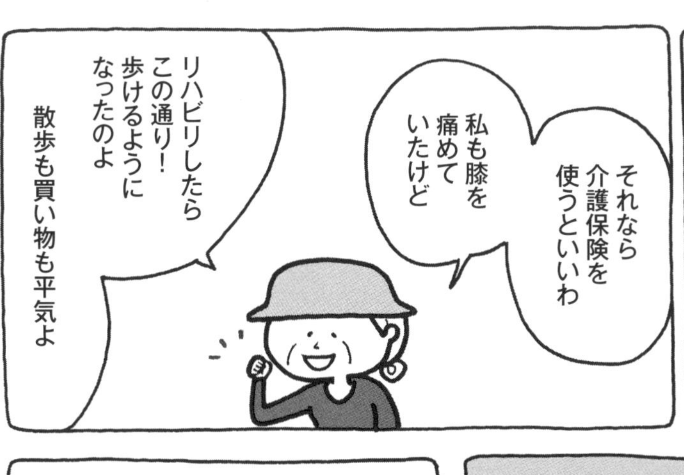
助かるわぁ もしかして介護に困ってる?
ええ 母が一人暮らしなので
それなら介護保険を使うといいわ
私も膝を痛めていたけど
リハビリしたらこの通り！ 歩けるようになったのよ
散歩も買い物も平気よ

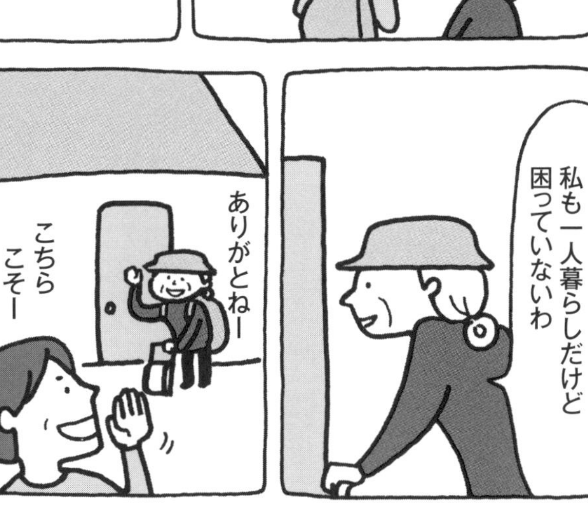
私も一人暮らしだけど困っていないわ
ありがとねー
こちらこそー

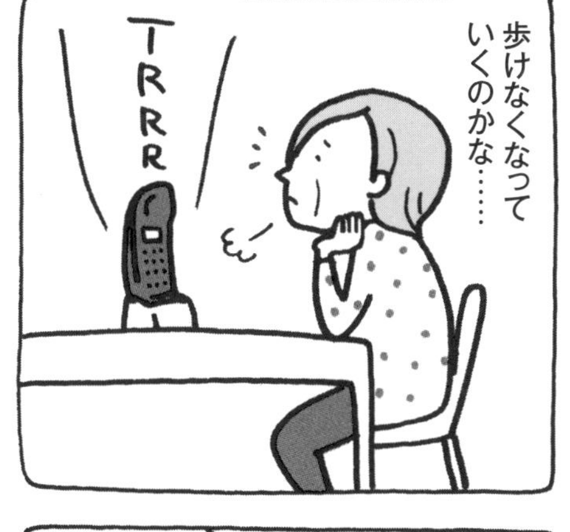
歩けなくなっていくのかな……
TRRR

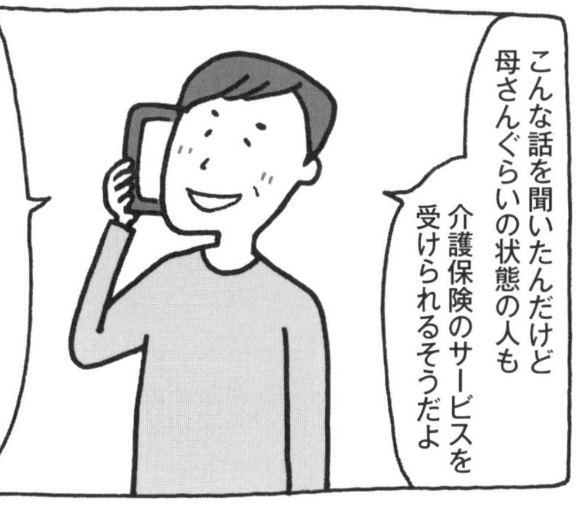
こんな話を聞いたんだけど母さんぐらいの状態の人も介護保険のサービスを受けられるそうだよ
運動もできるって今より不自由にならないよう予防のサービスもあるみたい

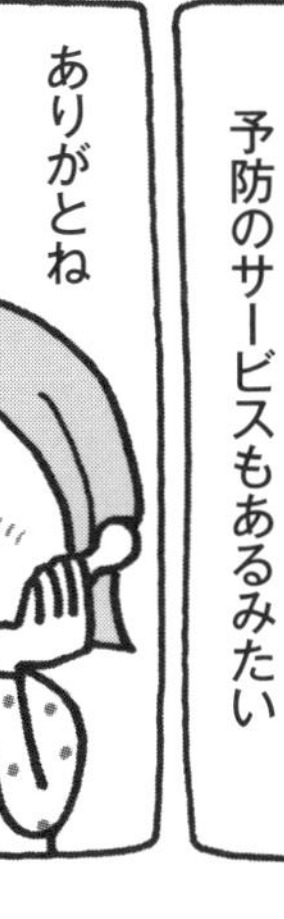
ありがとね
ホッ
手続きのときにはぼくも一緒に行くからまた連絡するよ！

介護保険について知るなら、まず、基本的なしくみから

介護保険は、介護が必要な人とその家族を支える、公的なしくみです。
まず、介護保険の基本となる、三者の関係を知っておきましょう。

サービスが受けられる

特定の病気がある場合サービスが受けられる

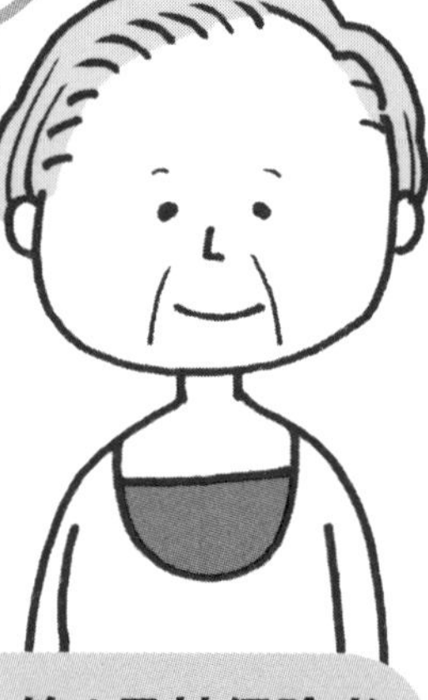

65歳以上の人は「第1号被保険者」と呼ばれ、手続きをすれば要介護度に応じて介護保険のサービスを利用できる

40～64歳の人を「第2号被保険者」という。このうち、国が定める「特定疾病*」にかかっている場合は、介護保険のサービスを利用できる

*巻末資料参照

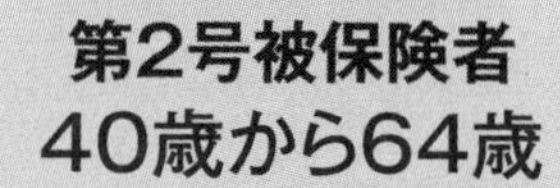

第1号被保険者
65歳以上

第2号被保険者
40歳から64歳

保険料を支払い、サービスを受ける人
被保険者

保険料を支払い、介護保険に加入している人を「被保険者」といいます。健康保険などの公的な医療保険と同じく、強制的に加入する決まりになっています。原則として住民票のある市区町村で被保険者となり*、保険料を市区町村に支払います。保険料は所得によって異なります。

*所定の施設に入所・入居する場合には、住民票を移しても、移す前の市区町村が引き続き保険者となる特例（住所地特例）がある

保険料を集めて運営する
保険者

保険料を集め、運営をおこなっている市区町村を「保険者」といいます。全国の市町村および特別区〈東京23区〉（本書では市区町村と表記）です。被保険者にどんなサービスを提供するのかを決めます。

市役所

市区町村
〈窓口としては政令指定都市の区も含む〉

保険料を支払う、要介護認定をしてもらう

介護保険証を交付する、要介護認定をする

費用を請求する

費用の7~9割分を支払う

サービスを提供する

費用の1～３割分を支払う

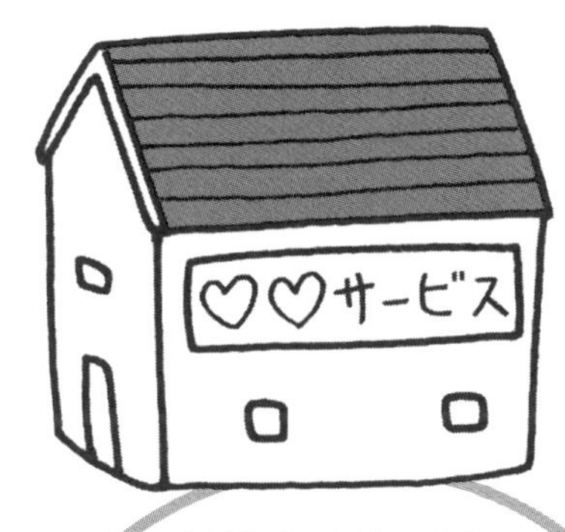

提供するサービス

- 居宅サービス
- 施設サービス
- 地域密着型サービス
- 介護予防サービス

介護サービスを提供する
サービス事業者

都道府県、市区町村の指定を受け、各種の介護サービスをおこなう事業者を「サービス事業者」といいます。サービス事業者は、サービスの種類に応じて都道府県または市区町村の条例に定められた条件を満たし、指定を受けています。

介護保険証を呈示するだけでは、介護保険は利用できない

介護保険証は、正しくは「介護保険被保険者証」といいます。65歳になると市区町村から郵送されてきますが、介護サービスを受けたいとき、どのように使うものでしょうか。

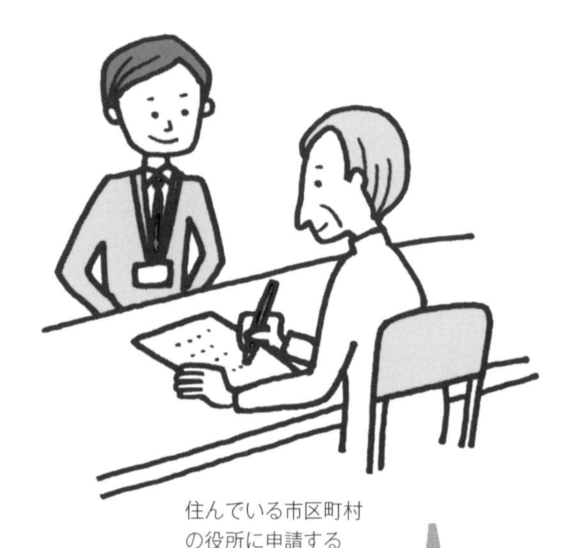

住んでいる市区町村の役所に申請する

介護サービスを受けたいなら要介護認定を申請することから

介護保険を利用するには、「介護サービスを受けたい」と、市区町村の役所に申請し、「介護が必要だ」と認めてもらう（要介護認定）ことから始まります。自分たちでサービス事業者を探して、その事業者に介護保険証を呈示するというやり方ではありません。

介護保険証を持参する

要介護認定の申請をするときに、介護保険証を持参し、提出します。

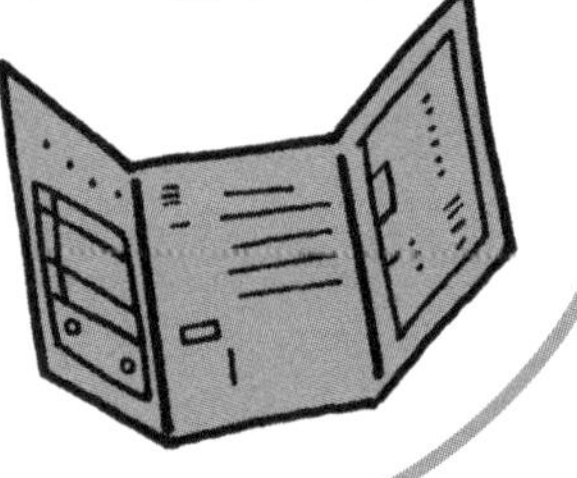

申請に行く前に、住所・氏名など記載に間違いがないか確認しよう

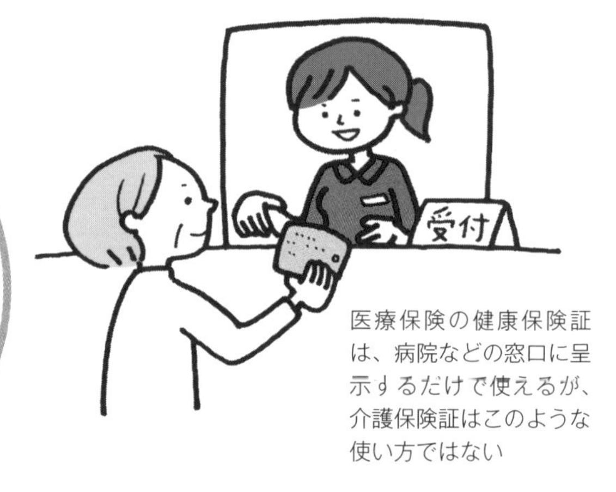

医療保険の健康保険証は、病院などの窓口に呈示するだけで使えるが、介護保険証はこのような使い方ではない

1

申請から
介護サービス開始まで

家族に介護が必要となるのは
多くの人にとって初めての経験。
どのように進めたらよいか、これからどうなるのか
不安でいっぱいでしょう。全体の流れがわかると、
今やることが見えてきます。

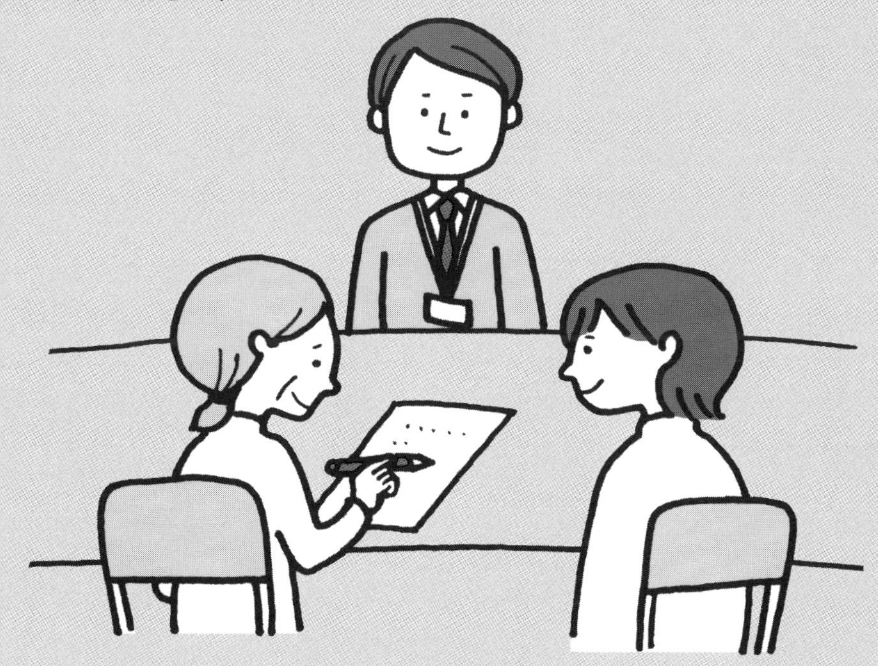

全体の流れ

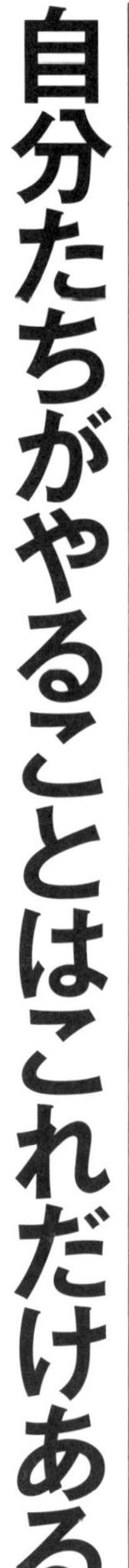

自分たちがやることはこれだけある

介護が必要となったとき、どこからどう始めればいいか、迷うでしょう。まず、申請からサービス開始までの、大まかな手順をつかんでおきましょう。

申請しないと始まらない

介護保険は、一定の年齢になったら、申請の書類が送られてくるしくみではありません。介護保険を利用するには、自分たちで申請しなければなりません。そのうえで、介護サービスが受けられるか、どの程度まで利用できるかが決まります。申請からサービス開始までおおむね30日かかります。

⬭＝自分たちがやること

相談

これからさまざまな手続きを進めていくことになります。わからないことや迷うこともあるでしょうから、申請する前に地域包括支援センターへ相談に行ってもいいでしょう。
⇒P19

地域包括支援センターは本人の代理で、市区町村に要介護認定の申請をすることができる

スタート

手続きを進める中心となる人を、家族や親族などから決めます。

中心となる人を決める

申請

市区町村に「介護が必要だと認めてほしい」と申請します。
⇒P18 ～ 21

要介護認定を申請する

調査

市区町村では申請を受けて、どの程度の介護が必要かを調査します。
⇒P22 ～ 23

訪問調査を受ける

要介護認定を申請する書類には、主治医の氏名などを書く欄がある

主治医を決めておく

主治医は「意見書」を市区町村へ提出する。書類の依頼は市区町村からいく

要介護認定の申請をすること、その書類に主治医として記載したいことを、あらかじめ本人のかかりつけ医に頼んでおこう

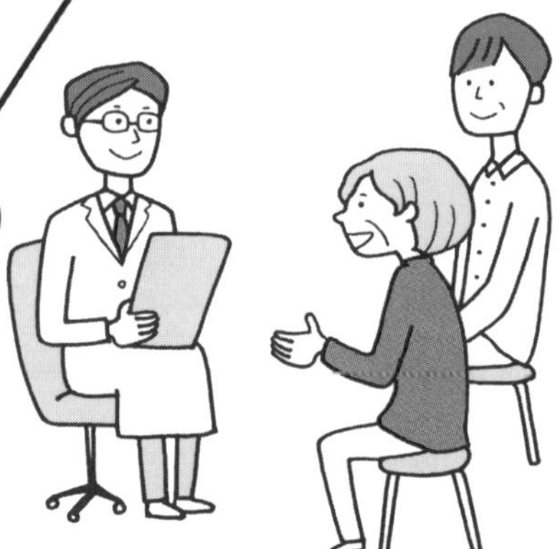

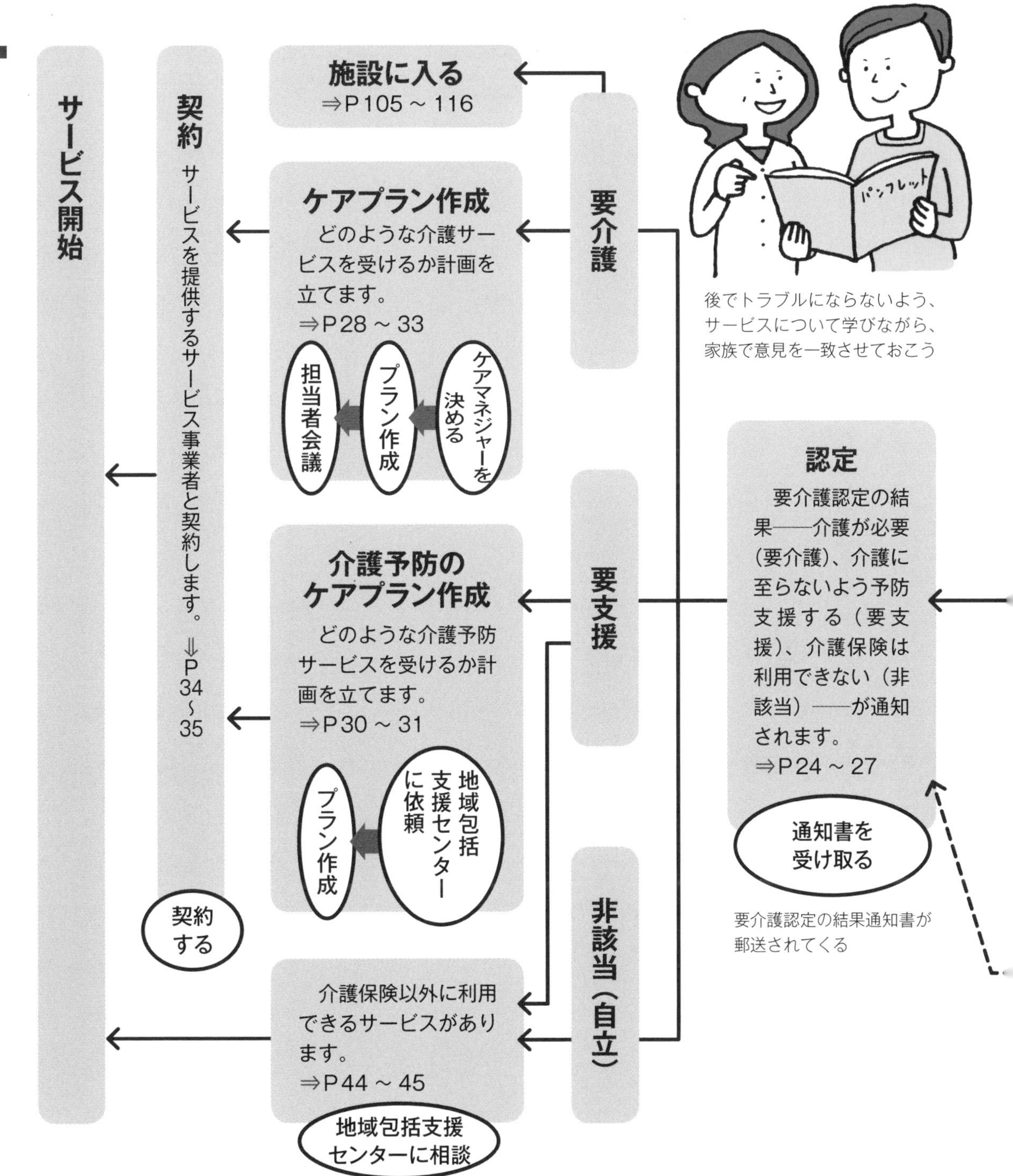

認定
要介護認定の結果――介護が必要（要介護）、介護に至らないよう予防支援する（要支援）、介護保険は利用できない（非該当）――が通知されます。
⇒P24～27
通知書を受け取る
要介護
要支援
非該当（自立）
施設に入る
⇒P105～116
ケアプラン作成
どのような介護サービスを受けるか計画を立てます。
⇒P28～33
ケアマネジャーを決める
プラン作成
担当者会議
介護予防のケアプラン作成
どのような介護予防サービスを受けるか計画を立てます。
⇒P30～31
地域包括支援センターに依頼
プラン作成
介護保険以外に利用できるサービスがあります。
⇒P44～45
地域包括支援センターに相談
契約
サービスを提供するサービス事業者と契約します。
⇓P34～35
契約する
サービス開始
パンフレット

後でトラブルにならないよう、サービスについて学びながら、家族で意見を一致させておこう

要介護認定の結果通知書が郵送されてくる

申請①

住んでいる市区町村の役所に申請する

要介護認定の申請は、居住している市区町村の役所へ、介護保険証と申請書を提出します。最寄りの地域包括支援センターなども、本人の代理として申請することができます。

まず申請の手続きを始める

介護保険を利用する介護サービスを受けるための最初のステップは、申請手続きです。市区町村の役所の担当窓口に申請します。

役所が遠いなどの場合は、最寄りの地域包括支援センター（地域によって名称が異なる）で手続きすることもできます。

窓口に行く

本人や家族などが市区町村の役所の担当窓口に行き、申請します。手続きのしかたもここで教えてくれます。最寄りの地域包括支援センターへ相談に行ってもいいでしょう。

介護保険証と申請書を提出

申請に必要なものは左ページのとおり。市区町村によって違うので、事前に確認しておくとよいでしょう。64歳以下の人はまだ介護保険証がないので、健康保険証で申請します。

申請書類は、付き添いの家族などが代理で記入してもOK

記入は代理人でも

本人による書類の作成が難しい場合は家族などが代理で記入します。困ったら担当窓口に相談しましょう。

申請書は郵送してもよい

申請書は持ち帰って、後日郵送してもかまいません。市区町村のホームページでダウンロードして印刷し、郵送する方法もあります。

申請の手順と流れ

申請の手順や、必要なものを知っておきましょう。申請書は役所の窓口や、ホームページから入手できます。記入して持参するとスムーズです。

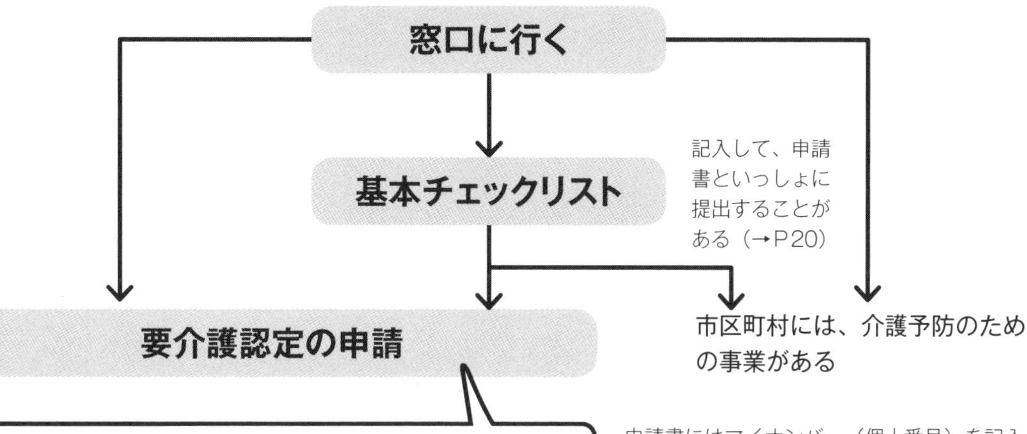
窓口に行く
基本チェックリスト
記入して、申請書といっしょに提出することがある（→P20）
要介護認定の申請
市区町村には、介護予防のための事業がある

申請時に必要なもの

- 介護保険証
- 基本チェックリスト（必要ない場合も）
- 申請書
- マイナンバー確認書類（必要ない場合も）*

申請書にはマイナンバー（個人番号）を記入する欄があり、記入しておくと手続きが効率的に進む。その場合、番号確認の書類が必要。記入が困難な場合などは、未記入でも受理される

＊巻末資料参照

地域包括支援センターに申請してもらってもよい

地域包括支援センターは、地域の高齢者の福祉・医療・介護のための重要な役割を担っている、総合的な相談窓口です。要介護認定の代行申請も受け付けています。

これから介護に関して、さまざまな手続きがあります。迷ったり悩んだりしたとき、相談にのってもらえます。介護に関する情報も得ることができます。

また、要介護認定で「要支援」や「非該当」となった場合、地域包括支援センターが、その後の担当窓口になります。

地域包括支援センターは全国で約五〇〇〇ヵ所あるので、市区町村の役所より近い場合も。インターネットや役所で、最寄りの地域包括支援センターを調べてみましょう。

申請②

申請には二種類の書類を提出する

要介護認定の申請に行くと、最初に基本チェックリストという質問票を記入・提出することがあります。回答によって、要介護認定の申請をするかどうかを検討します。

基本チェックリスト

No.	質問項目	回答	回答
1	バスや電車で一人で外出していますか	0. はい	1. いいえ
2	日用品の買い物をしていますか	0. はい	1. いいえ
3	預貯金の出し入れをしていますか	0. はい	1. いいえ
4	友人の家を訪ねていますか	0. はい	1. いいえ
5	家族や友人の相談にのっていますか	0. はい	1. いいえ
6	階段を手すりや壁をつたわらずに昇っていますか	0. はい	1. いいえ
7	椅子に座った状態から何もつかまらずに立ち上がっていますか	0. はい	1. いいえ
8	15 分位続けて歩いていますか	0. はい	1. いいえ
9	この 1 年間に転んだことがありますか	1. はい	0. いいえ
10	転倒に対する不安は大きいですか	1. はい	0. いいえ
11	6ヵ月間で 2 ～ 3 kg 以上の体重減少がありましたか	1. はい	0. いいえ
12	体重(kg)÷身長(m)÷身長(m)　BMI=18.5 未満ですか	1. はい	0. いいえ
13	半年前に比べて固いものが食べにくくなりましたか	1. はい	0. いいえ
14	お茶や汁物等でむせることがありますか	1. はい	0. いいえ
15	口の渇きが気になりますか	1. はい	0. いいえ
16	週に 1 回以上は外出していますか	0. はい	1. いいえ
17	昨年と比べて外出の回数が減っていますか	1. はい	0. いいえ
18	周りの人から「いつも同じ事を聞く」などの物忘れがあると言われますか	1. はい	0. いいえ
19	自分で電話番号を調べて、電話をかけることをしていますか	0. はい	1. いいえ
20	今日が何月何日かわからない時がありますか	1. はい	0. いいえ
21	（ここ 2 週間）毎日の生活に充実感がない	1. はい	0. いいえ
22	（ここ 2 週間）これまで楽しんでやれていたことが楽しめなくなった	1. はい	0. いいえ
23	（ここ 2 週間）以前は楽にできていたことが今はおっくうに感じられる	1. はい	0. いいえ
24	（ここ 2 週間）自分が役に立つ人間だと思えない	1. はい	0. いいえ
25	（ここ 2 週間）わけもなく疲れたような感じがする	1. はい	0. いいえ

日常生活に支障はないか（1～5）
運動能力や筋力の衰えがないか（6～10）
食事がとれているか（11～12）
口腔（こうくう）は健康か（13～15）
閉じこもっていないか（16～17）
認知症の兆候はないか（18～20）
うつ病の兆候はないか（21～25）

基本チェックリストを提出することもある

要介護認定を申請する際、最初に基本チェックリストを記入・提出することがあります。本人や家族が介護保険による介護サービスを希望する場合や、明らかに介護が必要な場合などは、この書類の提出は不要です。ただし、申請書は全員が提出します。

また、基本チェックリストを記入した結果、要介護認定を申請しないことになった人でも、市区町村の総合事業（→P44）のサービスを受けることができます。

申請書 ※書式は市区町村によって異なる

介護保険（要介護認定・要支援認定／要介護更新認定・要支援更新認定）申請書

〇〇市（町村）長　様
次のとおり申請します。　　申請年月日　令和　年　月　日

被保険者	被保険者番号		個人番号	
	フリガナ／氏名		生年月日	明・大・昭　年　月　日
			性別	男・女
	住所	〒　電話番号		
	前回の要介護認定の結果等	*要介護・要支援更新認定の場合のみ記入	要介護状態区分 1 2 3 4 5　要支援状態区分 1 2	
			有効期限 平成・令和　年　月　日から令和　年　月　日	
		※14日以内に他自治体から転入した者のみ記入	転出元自治体（市町村）名［　］ 現在、転出元自治体に要介護・要支援認定を申請中ですか。 （既に認定結果通知を受け取っている場合は「いいえ」を選択してください）　はい・いいえ 「はい」の場合、申請日 令和　年　月　日	
	過去6月間の介護保険施設、医療機関等への入院、入所の有無	介護保険施設等の名称等・所在地	期間　年　月　日～　年　月　日	
		介護保険施設等の名称等・所在地	期間　年　月　日～　年　月　日	
		医療機関等の名称等・所在地	期間　年　月　日～　年　月　日	
	有・無	医療機関等の名称等・所在地	期間　年　月　日～　年　月　日	

提出代行者	名称	該当に〇（地域包括支援センター・居宅介護支援事業者・指定介護老人福祉施設・介護老人保健施設・指定介護療養型医療施設、介護医療院）
	住所	〒　電話番号

主治医	主治医の氏名		医療機関名	
	所在地	〒　電話番号		

第二号被保険者（40歳から64歳の医療保険加入者）のみ記入

医療保険者名		医療保険被保険者証記号番号	
特定疾病名			

介護サービス計画の作成等介護保険事業の適切な運営のために必要があるときは、要介護認定・要支援認定にかかる調査内容、介護認定審査会による判定結果・意見、及び主治医意見書を、〇〇市（町村）から地域包括支援センター、居宅介護支援事業者、居宅サービス事業者若しくは介護保険施設の関係人、主治医意見書を記載した医師又は認定調査に従事した調査員に提示することに同意します。

本人氏名

介護保険証をチェック

マイナンバーを記入

入院している、施設にいる場合は記入

代理人が申請する場合に記入

主治医に「意見書」を依頼するため

介護保険証をチェック

40～64歳の場合に記入

アドバイス
主治医はあらかじめ決めておこう

要介護認定には医学的な見解も必要です。申請書には主治医を記入する欄があるので、あらかじめ決めておき、医師にもその旨を伝えておきます。医師のフルネームなどを確認しておきましょう。

調査

本人のありのままの状態を見てもらう

申請手続きをしたあと、調査員が自宅を訪れて聞き取り調査をしつつ、本人の状態を確認します。適正な判定をするためには欠かせないので、包み隠さず、いつもの状態を伝えるようにします。

どの程度の介護が必要かを調査に来る

要介護認定の申請のあと、介護サービスがどの程度必要なのか調査がおこなわれます。自宅にいる人は自宅へ、施設や病院にいる人はその場所へ、調査員が来ます。*

訪問調査(認定調査ともいう)は、通常一人の調査員がおこないます。

家族が立ち会い、時間は三〇分から一時間ほど。調査時には左ページのポイントに注意して、とり繕ったりウソをついたりせず、ふだん通りの状態を見てもらいます。

身体機能を見るため、本人に少し動いてもらうこともありますが、できないことを無理にがんばる必要はありません。

本人の体調が悪いなどでキャンセルする可能性もあるので、調査員の氏名と連絡先を聞いておこう

まず、訪問の日程について連絡がある

訪問調査の日時について、事前に申請者へ連絡が来るので、都合のよい日を指定します。なお、当日までに伝えたいことをメモしておくとよいでしょう。

聞かれること

全国共通の認定調査票をもとに、身体動作や認知機能について聞かれます。

●身体機能・日常動作

体のマヒなどの有無、関節の状態、寝返りや立ち座りなどの基本的な日常の動作、視力や聴力の状態について

●心の問題

物を盗まれたと言うなど被害的になる、感情の不安定さ、大声を出したり介護に抵抗したりする、会話が成立しないといった問題があるか、など

●認知機能

意思の伝達ができるか、自分の氏名や生年月日や年齢が言えるか、今の季節や場所がわかるか、徘徊(はいかい)の有無、迷子になったりするか、など

*感染症対策として、オンラインでの調査を取り入れる場合もある

訪問調査を受けるポイント

家族など、本人のようすをよく知っている人が立ち会います。

1 伝えたいことをメモしておく

訪問調査の日までに、介護の手間についてメモをしておくとよいでしょう。これまでかかった病気や慢性疾患、飲んでいる薬などは、メモを渡すと正確に伝わります。

2 本人が答えるようにする

家族が立ち会う場合、つい先走って答えたり、正解を押し付けたりしがち。できるだけ本人に答えてもらいます。

3 無理をせず、いつも通りに

本人が、ふだんはできないことを無理して「できる」と言ったり、見栄をはったりしないよう注意します。

4 できるだけ詳しく伝える

こんな状況だとできないなど、できるだけ詳細に説明します。特に困っていることは詳しく。

アドバイス

認知症がある場合は

認知症があると、本人は調査員の前で緊張して、ふだんのようすと変わることがあります。家族は「きちんと見てもらえない」と気をもみますが、調査員はこうした状況はよく理解しています。その場で本人の言動を否定しないで、あとで本人のいないところで話しましょう。

終わってから話すのが難しい場合は、メモに書いて、帰り際に調査員に渡すとよいでしょう。

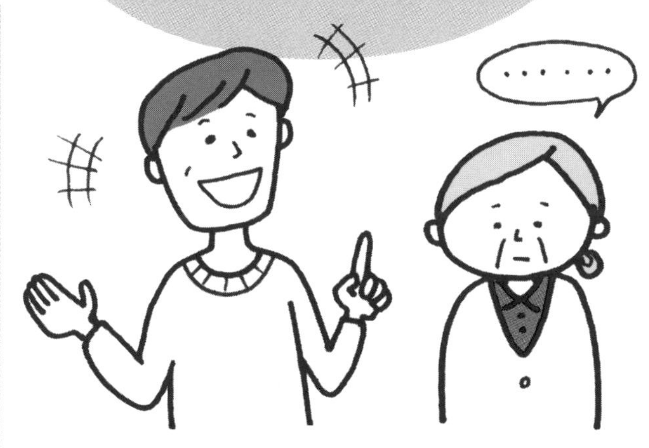

本人が言ったことを、その場で訂正するのは避けよう

認定

要介護度が記された通知書が届く

要介護認定の申請をしてから、おおよそ三〇日後に、結果が記された通知書と介護保険証が郵送されてきます。通知書には、介護が必要な程度（要介護度）も記されています。

要介護度によって利用の限度額とサービス内容が異なる

訪問調査がすんでしばらくすると、要介護度が記された通知書と、申請時に提出した介護保険証が郵送されてきます。

要介護度は七段階に分類されており（→Ｐ26）、この区分に応じて受けられるサービスの内容が異なります。また、要介護度に応じて介護保険が利用できる一カ月の限度額（→Ｐ68）が設定されていて、要介護度が高いほどその限度額も高くなっています。

認定は永久的ではなく、有効期間があり、通知書に記されています。有効期間の切れる二カ月前くらいになると、市区町村から更新申請の連絡通知が届きます。

認定までの流れ

申請を受けた市区町村では、要介護認定までに、２段階の判定をおこないます。

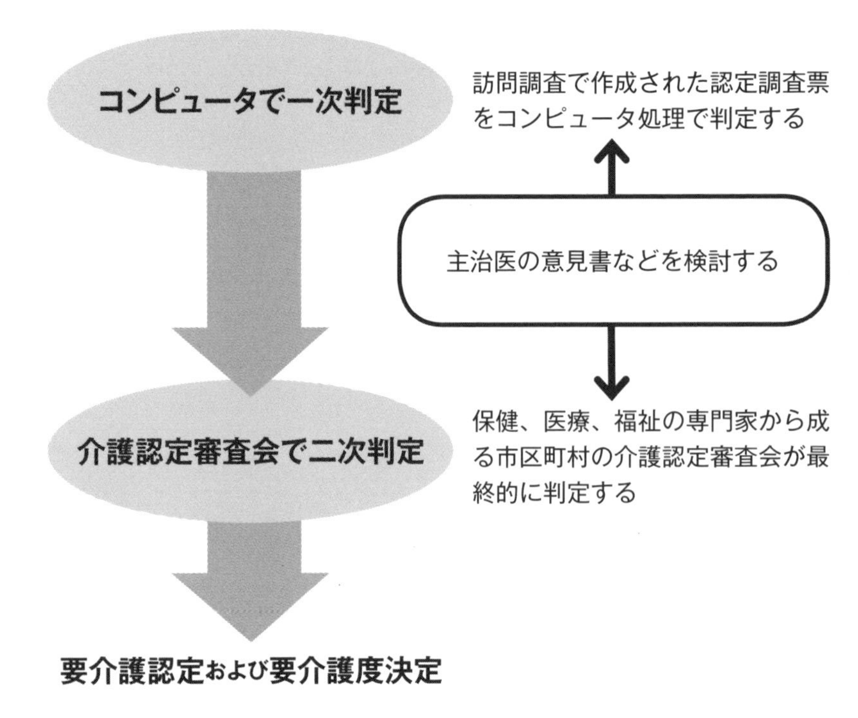
コンピュータで一次判定
訪問調査で作成された認定調査票をコンピュータ処理で判定する
主治医の意見書などを検討する
介護認定審査会で二次判定
保健、医療、福祉の専門家から成る市区町村の介護認定審査会が最終的に判定する
要介護認定および要介護度決定

要介護度

要介護認定の結果通知書と同じかどうか、確認します。

有効期間

認定された要介護度には有効期間があります。これも介護保険証に記載されているので、確認します。初回の認定は原則６ヵ月で、２回目以降は原則１年です。これは、要介護認定が決定した日ではなく、申請日から数えます。

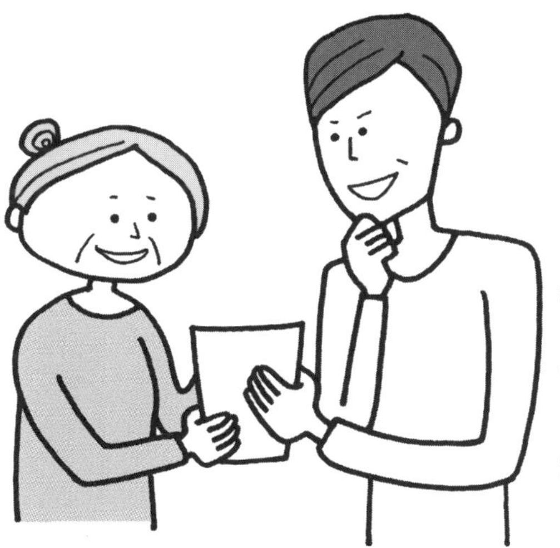

要介護度を決定した理由は結果通知書に記載されている。納得できない場合、対処法がある（→P36）

介護保険証もチェック

要介護認定の結果通知書とともに申請時に提出した介護保険証も戻ってきます。その２ページ目に、結果が記載されています。

（二）

要介護状態区分等		
認定年月日		
認定の有効期間	～	
居宅サービス等	区分支給限度基準額 ～ 1月当たり	
(うち種類支給限度基準額)	サービスの種類	種類支給限度基準額
認定審査会の意見及びサービスの種類の指定		

三〇日も待っていられない場合は

要介護認定の申請から決定まで、ほぼ三〇日かかります。

しかし、急な病気やケガなどで、介護サービスがすぐに必要で三〇日も待てないことも。その場合、申請時に窓口に申し出れば、介護サービスを受ける手続きを進めることができます。

要介護度の見込みをつけ、限度額内に収まるように計算して、介護サービスを受けるのです。要介護認定は、申請日から発効するからです。

ところが、この見込みがずれることも。要介護度が見込みより低く判定されると介護保険を利用できる限度額が低くなり、オーバー分は、自己負担になってしまいます。要介護度は低めに見込んでおくほうが安心です。

要介護度

要介護、要支援の七段階がある

要介護認定の結果通知書と、介護保険証に、要介護度が記されています。要介護度は「要介護」と「要支援」で七段階。さらに、要介護や要支援と認められない「非該当（自立）」もあります。

介護保険を利用できるのは七段階

要介護1〜5、要支援1〜2は、介護保険を利用して介護サービスを受けることができます。

非該当（自立）のなかでも、所定の条件にあてはまる場合は、市区町村が実施している「総合事業（正しくは、介護予防・日常生活支援総合事業）」のうち「介護予防・生活支援サービス事業」のサービスを受けることができます。

要支援

要支援1

日常生活はほぼ自分でできるが、家事などの一部に支援が必要

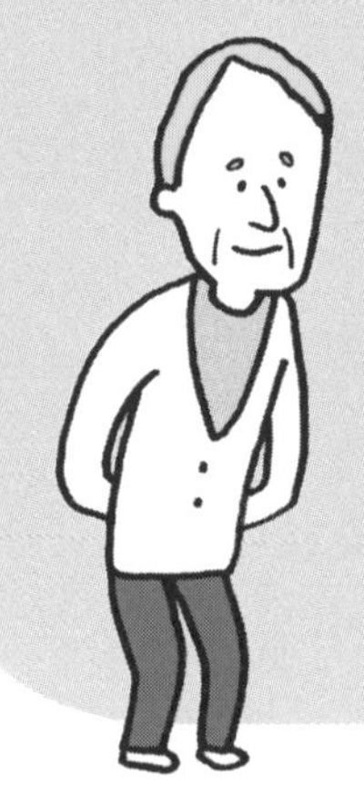

要支援2

日常生活に支援が必要だが、支援によって要介護に進まないよう予防できる可能性がある

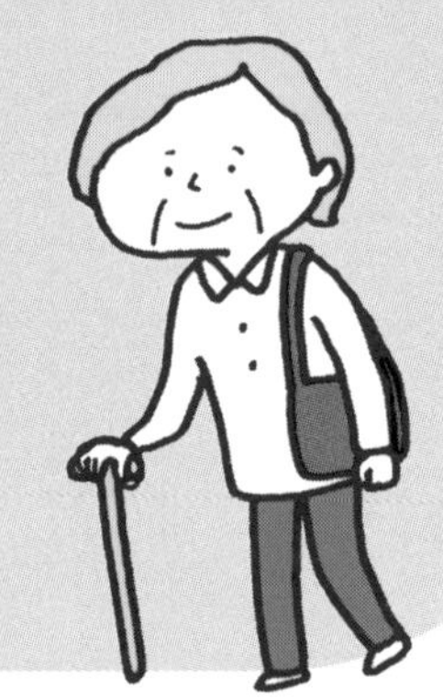

要介護

要介護4

要介護３よりさらに動作能力が低下し、衣服の着脱など、日常生活全般で介助が必要

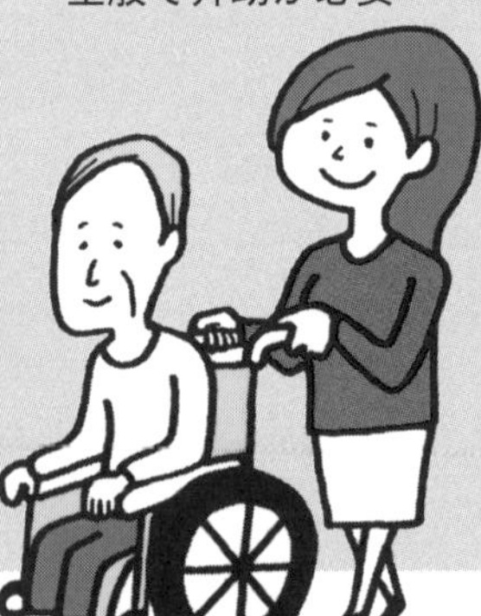

要介護5

日常生活全般に介助が必要で、介助なしではほとんど生活できない

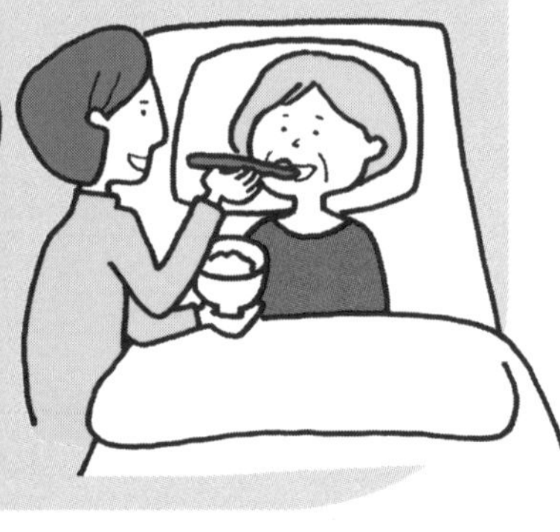

利用できるサービス

要介護度によって受けられるサービスが違います。こうしたサービスを、正しくは「介護給付」「予防給付」といいます。要支援は、「総合事業」のうち「介護予防・生活支援サービス事業」も受けられます。

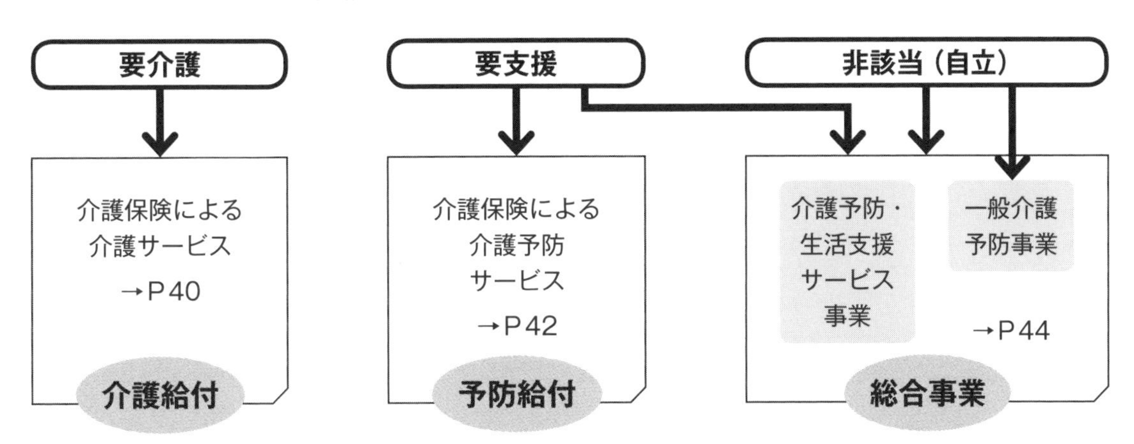

要介護1
立ち上がりや歩行などに不安定なところが見られるため、日常生活や身の回りの世話に一定の介助が必要

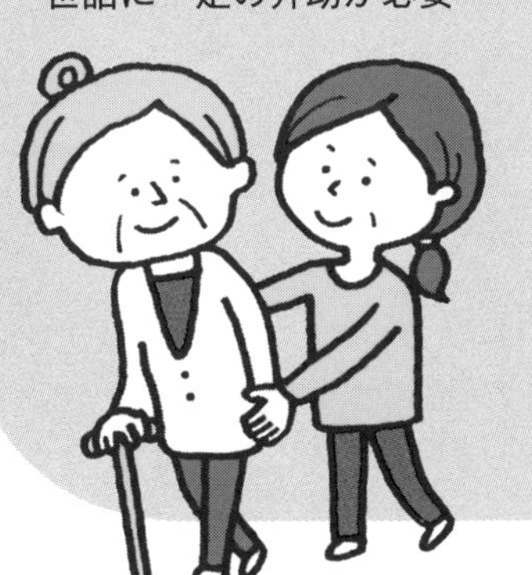

要介護2
立ち上がりや歩行が自力では難しいことが多く、食事や排泄、入浴などに一部、あるいは多くの介助が必要

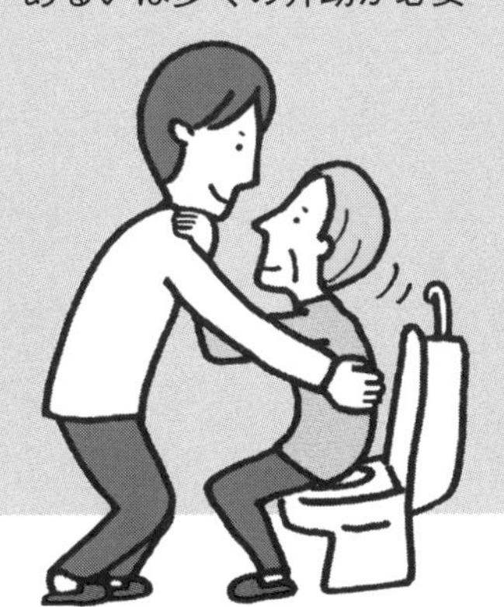

要介護3
立ち上がりや歩行をはじめ、食事や排泄、入浴、衣服の着脱など、日常生活全般で介助が必要

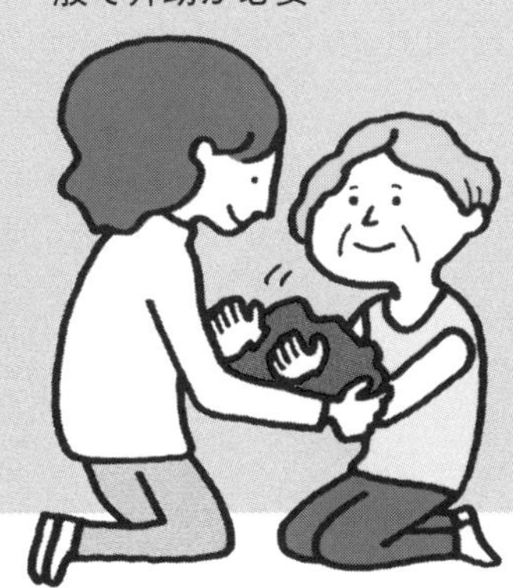

ケアマネ決定

キーパーソンとなるいいケアマネを探す

要介護や要支援と認定されたら、ケアマネジャーを決めて、ケアプランを作成することになります。今後介護生活を送るうえで、何かと相談することになるのがケアマネジャーです。

ケアマネは介護生活を送るうえでの大切なパートナー

ケアマネジャー（以下ケアマネ）とは「介護支援専門員」のこと。介護が必要になった人や介護をする人が必要な支援を得られるように相談にのったり、ケアプランの作成やサービスの管理などをおこなう役割を担っています。つまり、介護生活を送るうえでのパートナーというわけです。

介護保険でサービスを利用するにはまずケアマネを選ぶ必要があるのですが、初めての経験だと一体どこで探し、どうやって選べばよいのかわからない人も多いはずです。ケアマネの探し方、選び方のポイントを知り、長くつきあえるパートナーを選びましょう。

ケアマネジャーと契約するまで

ケアプランを作成するには、ケアマネを自分たちで探して、契約する必要があります。具体的な介護の相談にのってもらうのは、契約してからになります。

探す

居宅介護支援事業所のリストから探します。

●ケアマネはどこにいる?

居宅介護支援事業所にいます。ここに所属していないとケアプランは作成できません。そのほか、地域包括支援センターや介護保険施設（→P110 ～ 112）にもいます。

要支援の場合は地域包括支援センターに、介護保険施設に入所する場合はその施設にケアマネがいるので、探す必要はありません。

リストはどうやって入手する?

要介護認定の結果通知書と一緒に居宅介護支援事業所のリストが送られてくることがほとんどです。早く入手したいなら、市区町村の窓口か地域包括支援センターへ。地域によっては、在宅介護支援センター（老人介護支援センターともいう）にもあります。

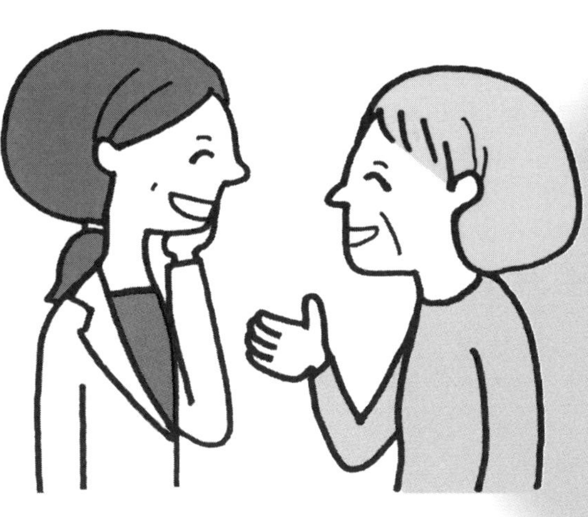

相談しやすく、相性がよいと
思える人を選びたい

選ぶ

- 利用者の意見をよく聞いて
  反映してくれる
- 専門知識が豊富で
  充分な情報を提供してくれる
- サービス事業所と
  チームワークがとれている
- フットワークが軽く、
  気軽に自宅に足を運んでくれる

選ぶには上記の４つのポイントがあります。近所でケアマネとつきあいがある人がいれば、評判を聞いてもいいでしょう。電話をしたときの対応も参考になります。

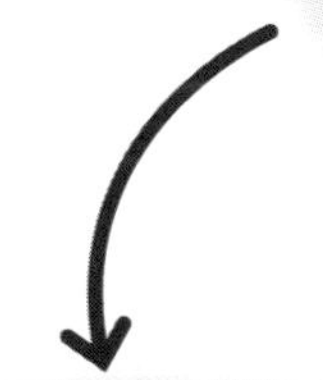

契約する

- 市区町村の担当窓口へ
  届け出る

ケアマネが決まったら、内容の説明を受けて契約をかわします。ケアマネとの契約がすんだら、「居宅サービス計画作成依頼届出書」に記入し、市区町村に届け出る必要があります。

要支援の場合はケアマネを決めなくてよいのですが、同じ書類を届け出ます。

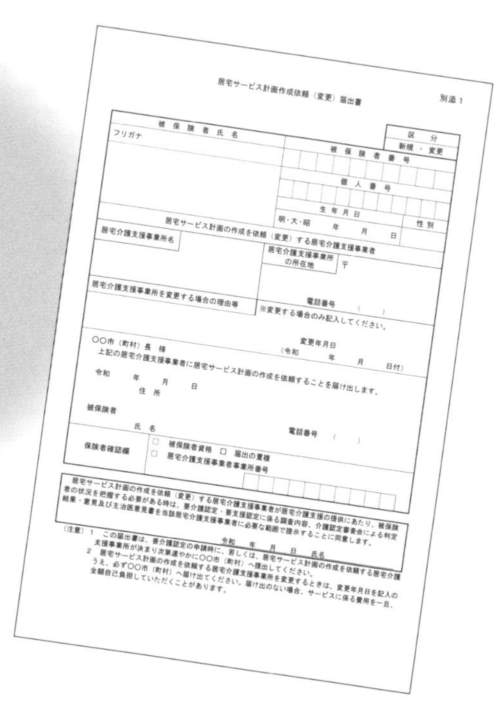

居宅サービス計画作成依頼（変更）届出書　　別添１

被保険者氏名
フリガナ

区分
新規・変更

被保険者番号

個人番号

生年月日
明・大・昭　　年　　月　　日

性別

居宅サービス計画の作成を依頼（変更）する居宅介護支援事業者

居宅介護支援事業所名

居宅介護支援事業所の所在地　〒

電話番号（　　）

居宅介護支援事業所を変更する場合の理由等

※変更する場合のみ記入してください。

○○市（町村）長　様

変更年月日
（令和　　年　　月　　日付）

上記の居宅介護支援事業者に居宅サービス計画の作成を依頼することを届け出します。

令和　　年　　月　　日

住所

被保険者

氏名

電話番号（　　）

保険者確認欄
□ 被保険者資格　□ 届出の重複
□ 居宅介護支援事業者事業所番号

居宅サービス計画の作成を依頼（変更）する居宅介護支援事業者が居宅介護支援の提供にあたり、被保険者の状況を把握する必要がある時は、要介護認定・要支援認定に係る調査内容、介護認定審査会による判定結果・意見及び主治医意見書を当該居宅介護支援事業者に必要な範囲で提示することに同意します。

令和　　年　　月　　日　氏名

（注意）１　この届出書は、要介護認定の申請時に、若しくは、居宅サービス計画の作成を依頼する居宅介護支援事業所が決まり次第速やかに○○市（町村）へ提出してください。
２　居宅サービス計画の作成を依頼する居宅介護支援事業所を変更するときは、変更年月日を記入のうえ、必ず○○市（町村）へ届け出てください。届け出のない場合、サービスに係る費用を一旦、全額自己負担していただくことがあります。

書式は市区町村によって異なる。この書類を提出しないと、かかった費用が償還払い（いったん全額自己負担となり、後日の払い戻し）になるので注意

ケアプラン作成

ケアマネの原案をみんなで検討する

ケアマネが決まったら、次はケアプランを作成します。介護保険を利用して受けたいサービスの計画を立てるのです。ケアプランの原案は、ケアマネがつくります。

主体的に関わろう

ケアプランはケアマネが作成しますが、任せきりにせず、本人や家族も主体的に関わっていきましょう。

参考にするのは……

ケアマネは本人や家族の話を聞きます。さらに「訪問調査の認定調査票」と「主治医の意見書」も参考にします。これらの書類は、サービスを希望する本人の了解を得て、市区町村から入手します。

要望を伝える

本人や家族はどんなサービスを受けたいか、しっかり伝える

ケアマネに伝えるポイント

- 本人の心と体の状態
- サービスで期待すること
- 家族など介護者の状況
- 本人と介護者の生活パターン
- 希望する予算

原案をつくる

ケアマネがケアプランの原案をつくる

ケアプランはサービスの組み合わせの計画書

「ケアプラン」は「介護サービス計画」ともいいます。

介護保険を利用して介護サービスを受けたい場合は、ケアプランの作成が必須です。要介護度によって限度額と利用できるサービスがわかるので、それに基づいてケアプランを立てます。

ケアプランは、ケアマネに作成を依頼します。ケアマネは、本人や家族の要望を聞きながらケアプランの原案を作成し、さらに本人や家族、主治医らと検討して最終的に完成させます。

要支援の場合は、地域包括支援センターのケアマネが、介護予防のケアプランを作成します。

ケアプランは自分たちでもつくれる

ケアプランは「セルフケアプラン」といって、本人や家族でもつくれます。この場合はつくったプランを市区町村に届け出る必要があります。ただ、担当窓口がセルフケアプランの対応に慣れていないと、ケアマネに頼んだほうがスムーズです。

メリット

- サービス事業者と直接やりとりができるので、プランの自由度が高くなる

デメリット

- 情報収集に手間がかかる
- 市区町村やサービス事業者が快く受けてくれないことがある

重要なのは3つの書類

ケアプランの書類は７表ありますが、そのうち、第１～第３表が重要です。下段は要支援の場合で、Ａ～Ｃ表となります。

第1表	第2表	第3表
本人と家族の考え	長期目標と短期目標	1週間のタイムスケジュール
A表	**B表**	**C表**
目標や方針	本人と家族の考え	支援の内容

原案をチェックする

ケアマネがつくった原案をチェックする

原案のチェックポイント

- 本人が暮らしやすくなるか
- 介護者の負担が軽くなるか
- 無理のないスケジュールになっているか
- お金がかかりすぎていないか
- 要支援の場合、介護予防になっているか

サービス担当者会議をおこなう

⇒P32

サービス事業者と契約

⇒P34

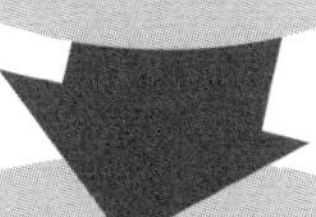

完成

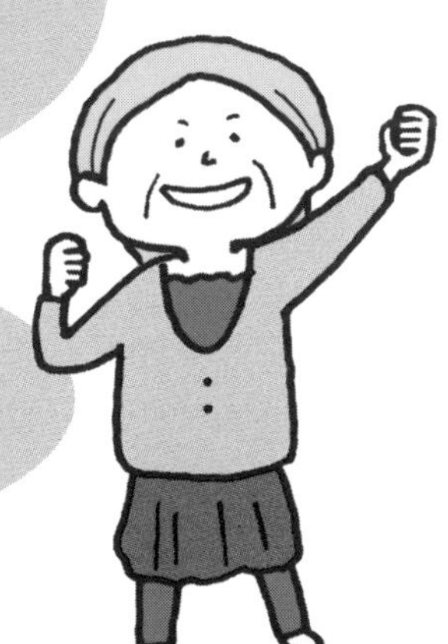

担当者会議

介護サービスに関わるメンバーが集合

ケアプランの原案ができたら、その段階で関係者が一堂に会して話し合います。「サービス担当者会議」といって、関係者全員で介護サービスの中身や方針などを確認し合うのが目的です。

ケアプランを練る

サービス担当者会議はケアプランの原案を検討し、練り上げてプランを完成させるのが目的です。

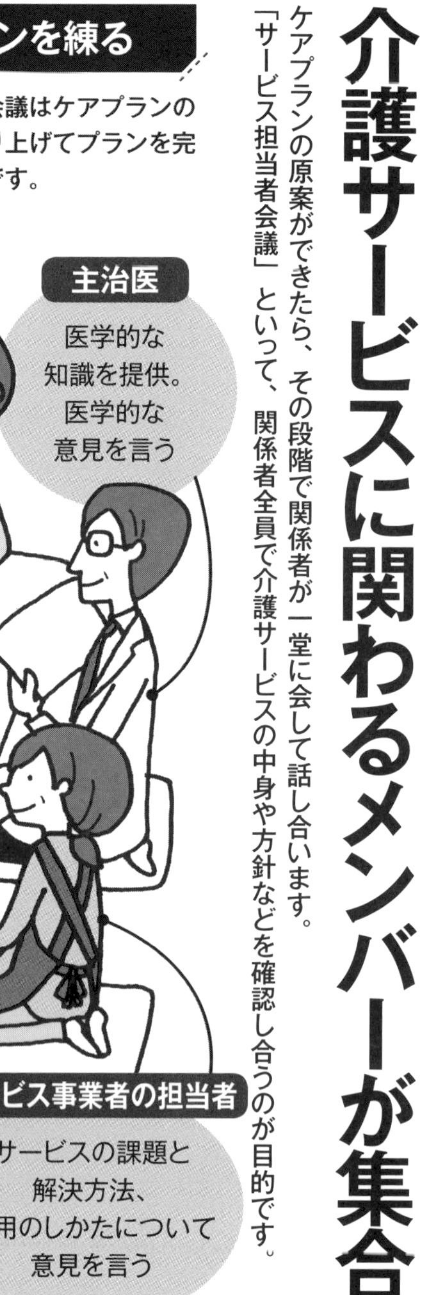

ケアマネジャー
進行役。
ケアプランの原案を
用意
本人・家族
希望するサービス、
生活スタイルについて
くわしく説明する
主治医
医学的な
知識を提供。
医学的な
意見を言う
遠慮せず、この場で
意見を出そう
サービス事業者の担当者
サービスの課題と
解決方法、
利用のしかたについて
意見を言う

住宅改修・福祉用具の事業者も参加

住宅の改修をおこなう場合や車椅子などの福祉用具を貸与してもらうときは、これらの事業者も参加します。

何を話す？

●ケアプランのサービスの内容について
●利用者の考えや希望
●長期目標と短期目標の決定

介護サービスの内容や回数などを具体的に話し合います。また、短期・長期の目標とそのための方針も検討します。

どこでおこなう？

基本は利用者の自宅で

サービス担当者会議は利用者の自宅でおこなうのが一般的です。実際に家を見てもらうほうが、事業者も提案がしやすいことがあるからです。自宅が難しいときはケアマネが別の場所を提案します。

時間は？

人数や内容によって異なる

参加人数と内容によって異なります。短時間ですむこともあれば、要望や変更の有無によっては、話し合いの時間も長くなります。

本人と家族、どちらも出席しないとダメ？

本人と家族、両者が参加することが基本です。サービス担当者会議は、本人と家族の課題を共通理解できる貴重な機会です。両者が困っていること、要望を伝えるようにしましょう。

よりよいサービスを提供するために話し合う

ケアマネがケアプランの原案を作成しますが、それですぐに介護サービスが始まるわけではありません。よりよいサービスを受けるためにも原案の内容を検討し、確認する必要があります。

そこでおこなわれるのが「サービス担当者会議」です。会議はケアマネ主催で、本人と介護者（家族）のほかに、担当予定のサービス事業者や主治医なども参加します。

この話し合いによってケアプランの内容を確定し、サービスの方針や今後の目標などを確認するとともに、全員で情報を共有します。

ケアプランに変更してほしいことや要望があれば、この場で意向を伝えて修正してもらいます。

なお、このサービス担当者会議は、本人の状態が悪化あるいは改善し、ケアプランの見直しが必要なときや、要介護度に変化があったときにもおこなわれます。

契約

信頼できるサービス事業者と契約する

ケアプランを作成するときには、実際に介護サービスを提供してもらう事業者を選びます。どの事業者を選べばよいのか迷うところですが、ケアマネや地域包括支援センターなどに相談するとスムーズです。

サービス事業者は民間の会社が多い

介護保険は公的な制度なので、サービス事業者も公的機関だと思っている人もいますが、民間の会社も多数あります。その中から自由に事業者を選べます。

とはいえ、どの事業者がよいのか判断に悩むことも多いでしょう。そんなときはケアマネや地域包括支援センターに相談を。また、ケアマネが提案した事業者からしか選べないわけではないので、自由に選んでかまいません。

事業者が決まったら契約をかわしますが、わからないことや不安なことがあれば事業者に問い合わせるか、ケアマネや地域包括支援センターに相談してください。

サービス事業者の探し方

サービス事業者の情報はケアマネや地域包括支援センターがもっているので、紹介してもらうのが最も便利です。希望を伝えておき、候補を紹介してもらうとよいでしょう。

- ◆市区町村が配布しているサービス事業所の一覧表から探す
- ◆厚生労働省のホームページ*や WAM NET*などで調べる
- ◆ケアマネや主治医に相談
- ◆地域包括支援センターに相談

ホームページや、パンフレットを取り寄せてチェック

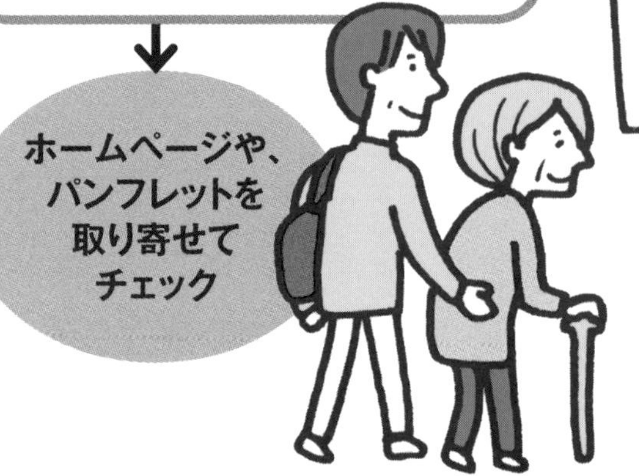

検討中のサービス事業者が入っている施設を見学に行くのもよい

＊厚生労働省　介護事業所・生活関連情報検索：kaigokensaku.mhlw.go.jp/
WAM NET：wam.go.jp/content/wamnet/pcpub/top/

契約するときに必要な書類

サービス事業者と契約するときは、契約書のほかにもう一つ「重要事項説明書」が渡されます。この書類には、契約するサービスの内容、期間、利用料金などが記されています。

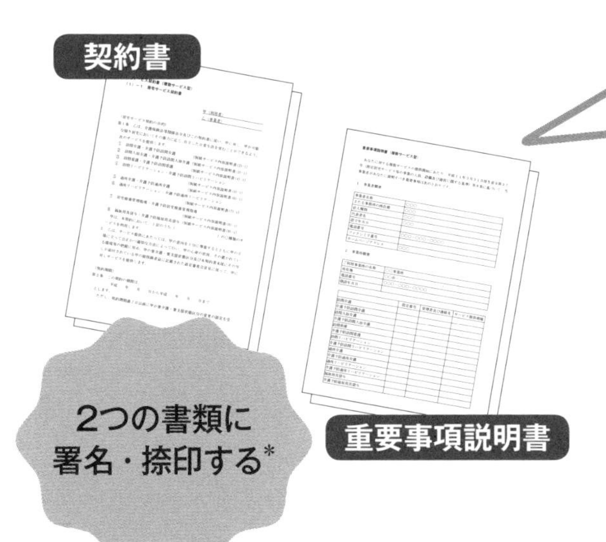

チェックポイント

- サービス内容・料金は希望通りか
- キャンセルについての料金などが記されているか
- 苦情への相談窓口が記されているか
- 事故が起こったときの補償について記されているか

重要事項説明書の内容について説明を受けるときは、特に上記のポイントに注意します。そのうえで契約に進みます。

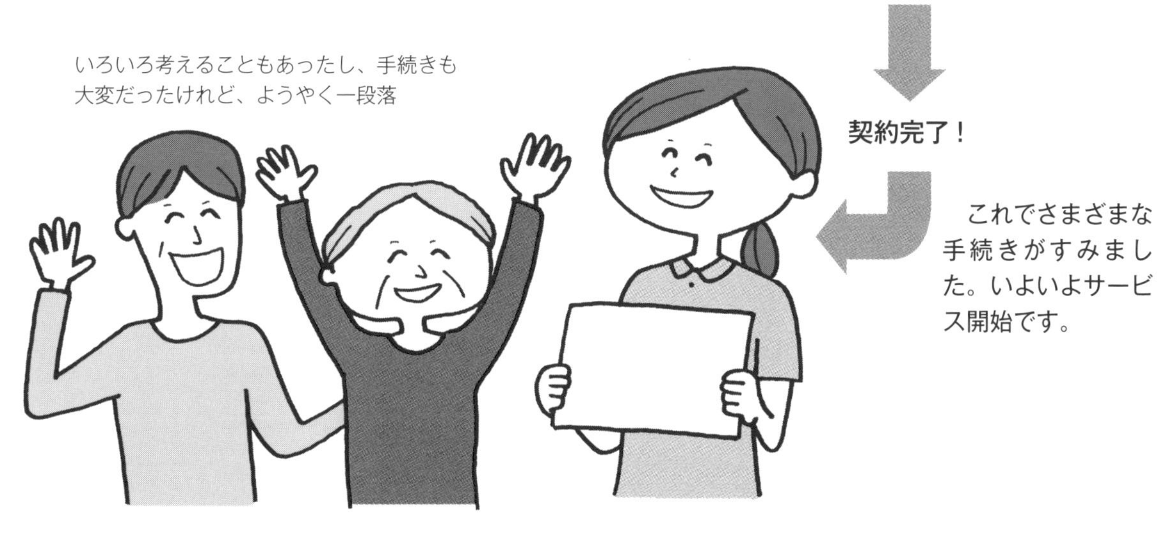
いろいろ考えることもあったし、手続きも
大変だったけれど、ようやく一段落
契約完了！

これでさまざまな手続きがすみました。いよいよサービス開始です。

＊重要事項説明書の署名・捺印は、代わりになる手段が事業者から提示された場合、省略可能

コラム

認定結果に納得できないときはどうすればいい？

市区町村の担当窓口に相談する

本人や家族は困っていることが多く、介護保険のサービスで少しでも改善したいと思って申請したにもかかわらず、思いのほか要介護度が低く認定され、納得できないというケースがあります。

このようなときはまず市区町村の担当窓口に相談し、説明を受けます。それでも納得できないときは、認定の結果通知書を受け取ってから九〇日以内に、都道府県に設置されている介護保険審査会に不服申し立てを申請します。

不服申し立ての審査請求を受けると、都道府県はその内容を審査し、結果を通知することになっています。ただし、結果が出るまで数ヵ月かかります（自治体によって異なります）。

もう一つの対処法として、市区町村に「区分変更」の申請をする方法があります。本来は、状態が悪化したときに要介護度の認定変更を申し込む手続きですが、このしくみを利用して再度認定審査を受け、認定のやり直しをしてもらうのです。

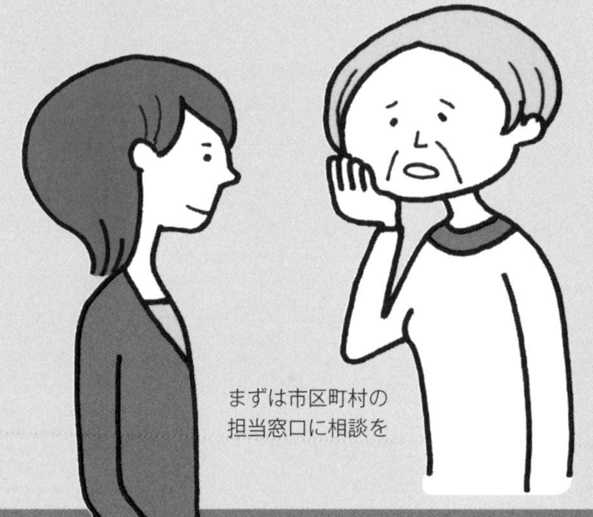
まずは市区町村の担当窓口に相談を

2

利用できる介護サービスを知る

どんな介護サービスがあるのかを知らないと、
ケアプランを作成することができません。
受けられるサービスは、 全国共通のものと、
住んでいる地域住民限定のものがあり、
要介護度によっても異なります。

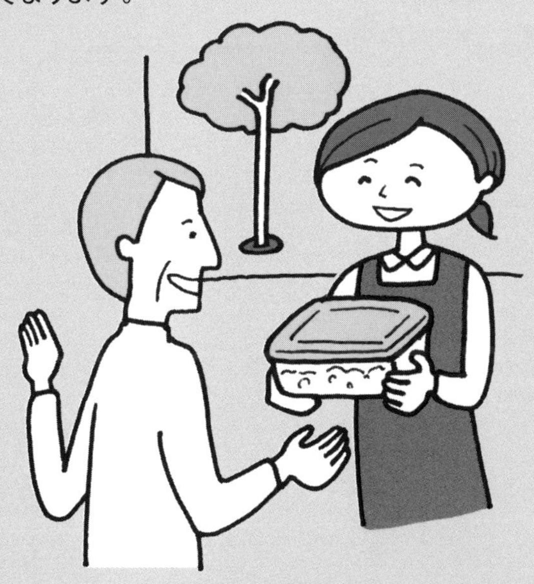

介護保険を利用できるサービスは三種類

要介護の場合に、介護保険を利用できるサービスとして、大きく三つの種類を知っておきましょう。全国共通のサービスが二つ、市区町村ごとのサービスが一つです。

全国共通のものと地域によるものがある

要介護の場合に、介護保険を利用できるサービスは三種類です。

「居宅サービス」は自宅（特定施設等も含む。→P107）で暮らしながら受けられるサービスです。ホームヘルパーなどが自宅まで来てくれる「訪問系」、自宅から施設へ通う「通所系」、短期間だけ施設へ宿泊できる「短期入所」、そのほか、福祉用具貸与などがあります。

「施設サービス」は、介護保険施設に入所して利用します。

「地域密着型サービス」は、市区町村が指定した事業者が提供し、地域住民だけが利用できます。

このほか、住宅改修費補助のサービスがあります。

サービスの種類（要介護の場合）

どんなサービスを受けるか考えるには、下記の３種類を知っておきましょう。特に、地域密着型サービスは、市区町村によって内容が違うので、本人の住んでいる地域のサービスを確認してみてください。

居　居宅サービス
自宅で暮らしながら受けるサービス
- 訪問系
- 通所系
- 短期入所

など

住宅改修

施　施設サービス
介護保険施設に入所して受けるサービス

地　地域密着型サービス
その地域に住んでいる人だけが受けられるサービス。市区町村によって内容が違う

サービスを支える人たち

介護サービスを受ける際に、多くの人たちのお世話になります。それぞれの役割を知っておきましょう。

介護の専門家

ケアマネジャー（ケアマネ）
介護支援専門員。ケアプランを作成しサービス事業者との調整などをおこなう

主任ケアマネジャー
主任介護支援専門員。ケアマネの業務のほか、地域包括支援センターにいて地域のケアマネをまとめる

ホームヘルパー
訪問介護員。利用者の自宅を訪問して、サービスを提供する

ソーシャルワーカー
社会福祉士。介護と福祉を担当。医療機関で働くのはメディカルソーシャルワーカー

介護福祉士
介護の専門的な知識と技能をもち、介護サービスの提供のほか、利用者への指導もおこなう

介護職員
施設に入所している高齢者に対し、生活全般にわたって援助する

医療の専門家

医師
診療、健康管理など。主治医は意見書や介護（予防）サービスの指示書の作成も

看護職員
療養上の世話または診療の補助をおこなう

リハビリの専門家
理学療法士、作業療法士、言語聴覚士。リハビリをおこなう

そのほか、薬剤師、歯科衛生士など

その他

福祉用具専門相談員、住宅改修の施工業者、調理職員などの専門家、地域の福祉をボランティアで支える民生委員

要介護の場合②

三つの介護サービスを柱に組み立てる

自宅で受ける介護サービスは、訪問介護（ホームヘルプ）、通所介護（デイサービス）、短期入所生活介護（ショートステイ）の三つを柱に組み立てることが多く、「在宅三本柱」ともいわれます。

自宅で暮らすことを考えるなら

介護が必要になっても自宅で暮らしたいと望む人は多いようです。自宅で暮らしながら受けられる介護サービスには、訪問系、通所系、短期入所、福祉用具貸与などがあります。

また、本人や家族の事情によっては、施設で暮らすことを選ぶ場合もあります。

介護サービス（要介護の場合）

要介護と認定された場合、大きく分けて、自宅で介護サービスを受けながら暮らしていくか、介護施設に入所するかの選択をします。福祉用具貸与（レンタル）も多く利用されています。

（　）内は通称・別称

自宅で受ける

来てもらう（訪問系）

- 訪問介護（ホームヘルプ）⇒ P74 居
- 訪問入浴介護⇒ P76 居
- 訪問看護⇒ P78 居
- 訪問リハビリテーション⇒ P80 居
- 居宅療養管理指導⇒ P82 居
- 定期巡回・随時対応型訪問介護看護⇒ P84 地
- 夜間対応型訪問介護⇒ P86 地

その他

- 福祉用具貸与 ⇒ P100 居
- 特定福祉用具販売 ⇒ P100 居
- 住宅改修 ⇒ P102

自宅から施設へ

通う（通所系）

通所介護（デイサービス）⇒ P88 居

通所リハビリテーション（デイケア）⇒ P90 居

地域密着型通所介護⇒ P89 地

認知症対応型通所介護⇒ P92 地

宿泊（短期入所）

短期入所生活介護（ショートステイ）⇒ P96 居

短期入所療養介護（ショートステイ）⇒ P96 居

セットサービス
〈来てもらう・通う・宿泊〉

小規模多機能型居宅介護⇒ P98 地

看護小規模多機能型居宅介護 ⇒P98 地

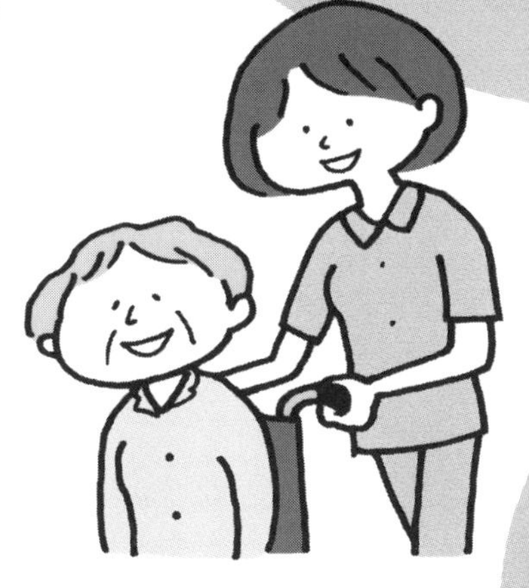

介護サービスのなかでは、近年、デイサービスに通う人が増えている

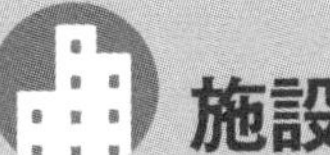

施設等に入る

介護老人福祉施設（特別養護老人ホーム／特養）⇒P110 施

介護老人保健施設（老健）⇒ P111 施

介護療養型医療施設・介護医療院⇒P112 施

地域密着型介護老人福祉施設入所者生活介護⇒P110 地

特定施設入居者生活介護⇒P107 居

地域密着型特定施設入居者生活介護⇒P107 地

認知症対応型共同生活介護（グループホーム）⇒P113 地

居＝居宅サービス
施＝施設サービス
地＝地域密着型サービス

要支援の場合

介護予防のためのサービスがある

要支援と認定された人は、介護予防のためのサービスを受けられます。要介護にならないように予防するとともに、現状よりも身体機能の状態が改善することも目標にします。

要介護のサービスの多くが介護「予防」サービスに

介護予防サービスは、要介護の人が受けられる介護サービスよりも、利用できる範囲は限定されますが、現状の維持・改善のためにはぜひ利用したいものです。

どのサービスを選ぶかは、地域包括支援センターに相談して、介護予防のケアプランを作成します。

介護予防のためのサービス

介護予防のためのサービスは、介護保険を利用した全国一律のものと、市区町村によって内容や利用料金が違うものがあります。特に近年、介護予防サービスから介護予防・日常生活支援総合事業（総合事業→P44）に移行しているものもあるので、注意してください。

（　）内は通称・別称

自宅で受ける

来てもらう（訪問系）

- 介護予防訪問介護（ホームヘルプ）⇒P74 総
- 介護予防訪問入浴介護⇒P76 予
- 介護予防訪問看護⇒P78 予
- 介護予防訪問リハビリテーション⇒P80 予
- 介護予防居宅療養管理指導⇒P82 予

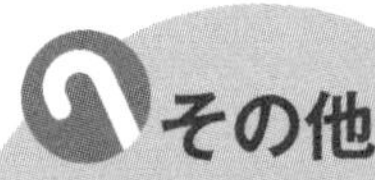

その他

- 介護予防福祉用具貸与⇒P100 予
- 特定介護予防福祉用具販売⇒P100 予
- 介護予防住宅改修⇒P102

予＝介護予防サービス
地予＝地域密着型介護予防サービス
総＝総合事業のサービス

自宅から施設へ

通う（通所系）

介護予防通所介護（デイサービス）⇒ P88 総
介護予防通所リハビリテーション（デイケア）⇒ P90 予
介護予防認知症対応型通所介護⇒P92 地予

宿泊（短期入所）

介護予防短期入所生活介護（ショートステイ）⇒ P96 予
介護予防短期入所療養介護（ショートステイ）⇒ P96 予

セットサービス 〈来てもらう・通う・宿泊〉

介護予防小規模多機能型居宅介護 ⇒ P98 地予

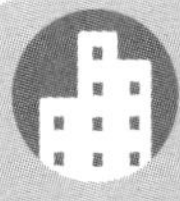

施設等に入る

介護予防特定施設入居者生活介護⇒P107 予
介護予防認知症対応型共同生活介護（グループホーム）⇒P113 地予

総合事業のうち

介護予防・生活支援サービス事業⇒ P44 総
一般介護予防事業 ⇒ P44 総

受けられないサービス

- □ 定期巡回・随時対応型訪問介護看護
- □ 夜間対応型訪問介護
- □ 看護小規模多機能型居宅介護
- □ 地域密着型介護老人福祉施設入所者生活介護
- □ 地域密着型特定施設入居者生活介護
- □ 地域密着型通所介護

〈施設サービス〉

- ◆ 介護老人福祉施設（特別養護老人ホーム／特養）
- ◆ 介護老人保健施設（老健）
- ◆ 介護療養型医療施設・介護医療院

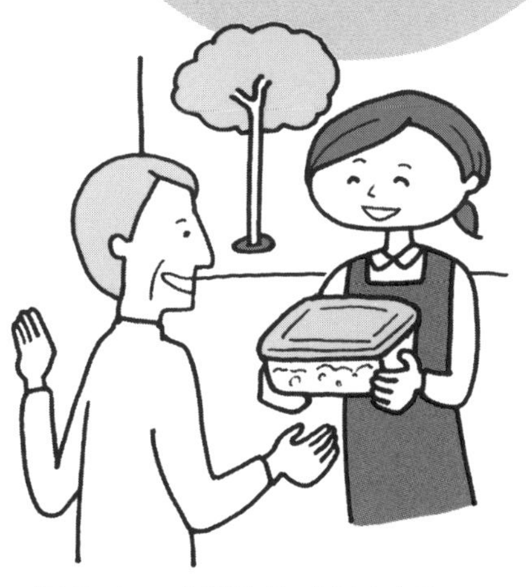

地域によっては配食サービスもある

非該当の場合

利用できるサービスが二つある

非該当（自立）の場合、介護保険を利用するサービスは受けられません。しかし、市区町村には高齢者を支援する「総合事業」とよばれるサービスがあるので、こちらを利用するとよいでしょう。

市区町村ごとのサービスがある

要介護認定でいう「非該当（自立）」とは、日常生活に社会的支援が必要ない、自立して生活できている状態のことです。

とはいえ、高齢になると日々の生活で不便を感じることや、ちょっとした助けが必要になることは少なくありません。また、将来、介護が必要な状態に進まないようにするための予防策も必要です。

そこで、非該当の場合でも市区町村がおこなっている「総合事業（介護予防・日常生活支援総合事業）」のサービスを利用できるようになっています。このサービスは二〇一五年より始まったものです。

総合事業には2つある

総合事業は、市区町村が中心となって、地域住民へのさまざまなサービスを提供しています。

要支援の人と自立でも基本チェックリストで条件にあてはまった人が受けられるサービス

介護予防・生活支援サービス事業

自宅での日常生活を支援する「訪問系サービス」と、デイサービスなどに通って生活機能を高める「通所系サービス」などがあります。費用の1～3割を負担します。

- 介護予防訪問介護（ホームヘルプ）
- 介護予防通所介護（デイサービス）　など

基本チェックリスト（上図→P20）でいずれかの条件（下記）にあてはまれば受けられる（第1号被保険者）

No.6～10のうち3点以上
No.11～12が2点
No.13～15が2点以上
No.16が1点
No.18～20が1点以上
No.21～25が2点以上
No.1～20のうち10点以上

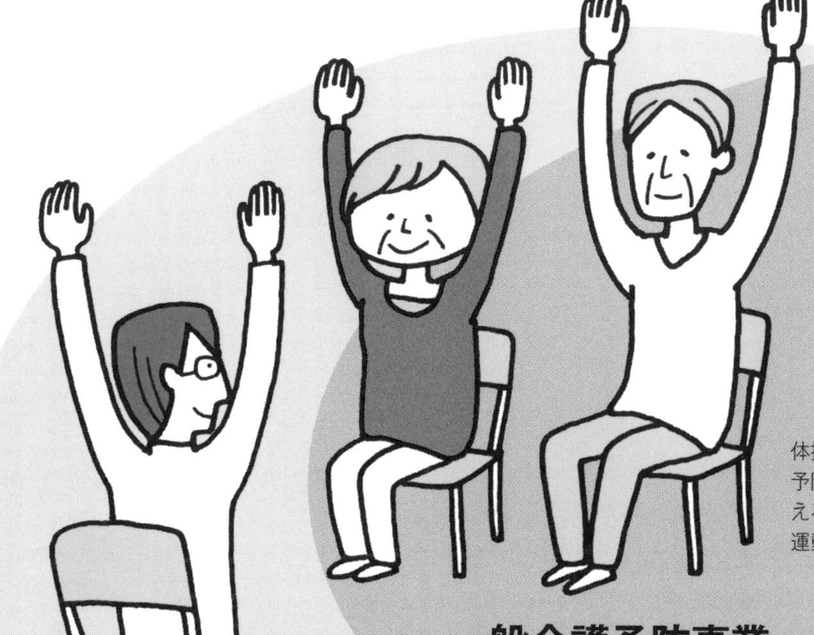

体操教室では、転倒予防、筋力や骨が衰えるのを防ぐための運動を教えてくれる

地域に住む
65 歳以上の人ならだれでも
受けられるサービス

一般介護予防事業

転倒予防、膝や腰の痛みの改善、認知症予防の体操教室、歯の喪失を防ぐ口腔（こうくう）ケアの教室のほか、閉じこもりを防ぐコミュニティカフェなどがあります。費用は全額利用者負担ですが、無料のものもあります。

- 体操教室
- 健康促進サービス
- 栄養状態を改善させるための講座　など

介護予防の三本柱を知ろう

要介護・要支援の状態に進むのを防ぐには、基礎体力と健康維持が第一です。そのために最も重要なのが右記の3つ。総合事業では、筋力向上のための体操教室、低栄養の予防のための講座のほか、近年では口腔機能の向上のために、口腔ケアの指導などのサービスが盛り込まれています。

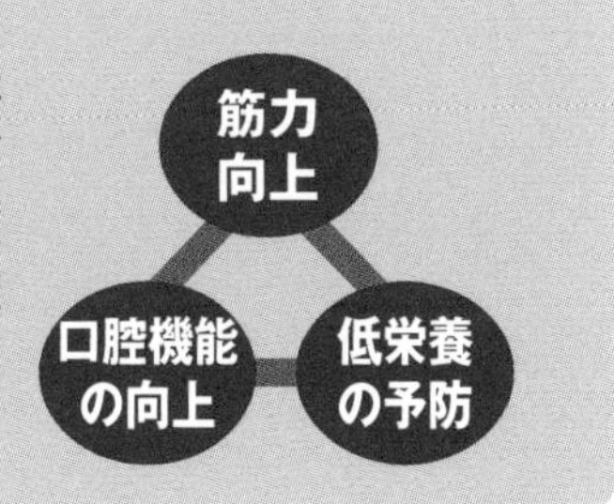

ケアプラン

サービスの組み合わせ方を見てみよう

介護保険を利用して受けられる多くのサービスから、どれを選んで組み合わせればいいか、迷うことでしょう。基本的にはケアマネがケアプランを作成しますが、本人や家族も関わっていきます。

支給限度額内なら選ぶのは自由

要介護度によって、一ヵ月あたりの支給限度額が決まっています。ケアプランを作成するときは、その範囲内で選びます。本人が何を望むか、介護する人が何を介助してほしいかを考えながら、現在の状態を維持し、改善するための方法やサービスを選びましょう。

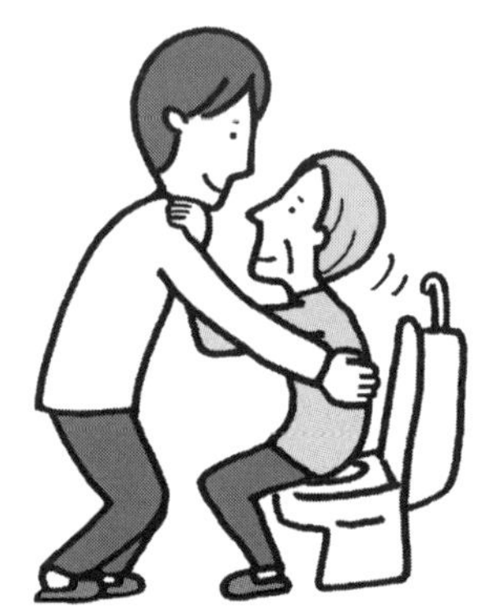

食事、排泄の介助がほしいという訴えは多い

ケアプランの考慮ポイント

ケアプランの書類は全部で７表あります。そのなかで本人や家族がもっとも考慮したいのは第3表です。要介護の場合を見てみます。

第1表
本人と家族の考え

第2表
長期目標と短期目標

第3表
1週間のタイムスケジュール

第4表
サービス担当者会議のまとめ

第5表
ケアマネの支援経過報告書

第6、7表
サービス利用のための利用票と別票

← 次のページから、第3表の例を挙げていきます。

考慮したい点（例）

- **本人のできること・できないこと**
  食事、入浴、着替え、外出、排泄
- **本人の身体状況**
  持病、服薬、通院状況、食欲
- **介護者（家族）の状況**
  仕事、健康、介護者の人数
- **介護者（家族）の1週間のタイムスケジュール**

〈環境〉
- 部屋の間取り
- トイレの位置、行きやすさ
- 浴室の位置、構造

ケアプラン例①

●要介護1
（支給限度額:16,765 単位）

●自己負担額1割

一人暮らし・軽い半身マヒがある（70歳・男性）

５年前に脳出血を発症し、半身マヒが残る。軽い認知症があり、一人暮らしを続けていくことに不安がある。お風呂に入ることが難しく、デイサービスで清潔を保ちたいと思っている。

数字は「円」ではなく「単位（→P118）」

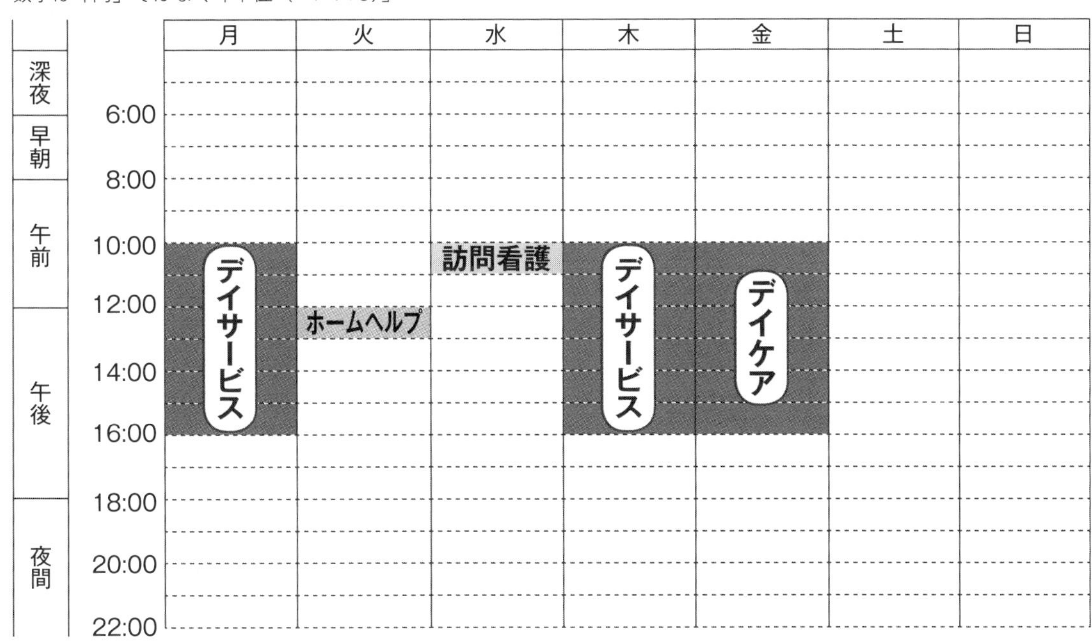

月
火
水
木
金
土
日
深夜
早朝
午前
午後
夜間
6:00
8:00
10:00
12:00
14:00
16:00
18:00
20:00
22:00
デイサービス
ホームヘルプ
訪問看護
デイサービス
デイケア

本人・家族の希望

本人： 一人暮らしで入浴時に事故があると心配だから、誰かの目がほしい。食事をつくるのも大変。

家族： 土日には訪ねて行けるので、平日を充実させてほしい。認知症が進まないように、外に出たほうがいい。脳出血の後遺症によるマヒが改善すれば、本人も暮らしやすくなるだろう。

ケアマネが注意した点

土日はなるべく家族に来てもらうことにして、平日にサービスを入れた。デイサービスで食事や入浴のサービスを受け、入浴時の心配や食事づくりの大変さをサポート。家事の援助にホームヘルプを入れた。通所のうち週１回はデイケアにして、さらに訪問看護で、病状管理などの支援を図った。

ケアプラン例②

●要介護3
（支給限度額:27,048単位）

●自己負担額1割

夫婦二人暮らし・認知症の進行がみられる（80歳・男性）

３年前にアルツハイマー型認知症と診断。自宅では寝ていることが多く、妻の話を素直に聞いてくれないため、ついつい口喧嘩に。ただ、妻はしばらく自宅で介護を続けたいと思っている。

	時刻	月	火	水	木	金	土	日
深夜						ショートステイ		
早朝	6:00							
午前	8:00							
	10:00	認知症対応型通所介護	ホームヘルプ	認知症対応型通所介護			ホームヘルプ	ホームヘルプ
午後	12:00				ショートステイ			
	14:00							
	16:00							
夜間	18:00							
	20:00							
	22:00							

本人・家族の希望

本人：イライラする。妻に苦労をかけてすまないと思っている。

家族（妻）：本人は自宅で過ごしたいだろうから、できるだけ見るつもり。けれど、自分も体力的に心配で、たまにはゆっくり休みたい。今は私の顔はわかるようだが、これ以上認知症がひどくなったら困る。

ケアマネが注意した点

外出の機会が減り、認知症の進行も心配なので、通所介護やショートステイを利用して、社会性の維持を図る。通所は認知症の人向けのサービスにした。ホームヘルプとショートステイは妻の負担を減らすこともできる。ショートステイは予約がとりにくいので、予定を早めに立てるようにしている。

ケアプラン例③

●要介護5
（支給限度額:36,217 単位）

●自己負担額1割

家族と同居・骨折で入院後、車椅子で生活（90歳・女性）

転倒し、大腿骨頸部骨折で入院。退院後は車椅子を利用して生活し、ほとんど歩くことができない。主介護者は息子の妻で、ベッドから車椅子への移乗、入浴の介助が難しい。

区分	時刻	月	火	水	木	金	土	日
深夜								
早朝	6:00							
午前	8:00	ホームヘルプ	ホームヘルプ	ホームヘルプ	ホームヘルプ	ホームヘルプ	ホームヘルプ	ホームヘルプ
	10:00	デイケア		デイケア		デイケア		
午後	12:00	デイケア		デイケア		デイケア		
	14:00	デイケア		デイケア		デイケア	訪問看護	
	16:00	ホームヘルプ	ホームヘルプ	ホームヘルプ	ホームヘルプ	ホームヘルプ	ホームヘルプ	ホームヘルプ
夜間	18:00							
	20:00							
	22:00							

本人・家族の希望

本人：骨折して体が不自由だが、少しでも動けるようになりたいから、リハビリをがんばるという。

家族：車椅子への移乗や入浴させるのが大変。通院もままならないので、自宅で病状の管理をしてほしい。車椅子への移乗など、自分でできるようになったら、本人も喜ぶだろう。

ケアマネが注意した点

90歳と高齢だが、本人の意欲もあるので、デイケアを選んだ。加算しても支給限度額の範囲内なので、施設での入浴をプラス。週3回の入浴で清潔を保てると考えた。朝晩のホームヘルプを毎日入れ、ベッドと車椅子の移乗、食事など生活の支援をする。訪問看護で定期的に病状を確認する。

不足を補う

「介護保険＋α（アルファ）」や「地域資源」の活用を

市区町村が運営するサービスには、介護保険を利用できる「地域密着型サービス」がありますが、そのほかにも、さまざまなサービスが用意されています。「地域資源」として、活用しましょう。

介護・予防給付だけではカバーできない

介護を必要とする人の事情は多種多様です。高齢者の一人暮らし、老老介護の世帯、働く家族との同居など、どんなサービスが必要かは、それぞれ違います。

多様な状況に介護保険における通常の支給限度額の範囲内のサービスだけで対応しきれるかというと、不足が生じているのが実情です。そこで、市区町村では「上乗せ」や「横出し」といったサービスをおこなっています。

そのほか、独自のサービスや民間サービス、ボランティアもあります。こうした「地域資源」は、介護保険によるサービスの不足を補う助けになります。

介護保険＋αのサービス

市区町村の裁量で、介護保険で利用できるサービスを＋αすることができます。これを「上乗せ」「横出し」サービスといいます。介護保険制度の中では、第１号被保険者の保険料でまかなわれます。適用されるのは、その地域の住民だけです。

上乗せ

市区町村の裁量で、支給限度額を引き上げて、介護（予防）サービスの水準を上げます。

例
- 住宅改修20万円→30万円にする
- サービスの利用回数を増やす
- 訪問介護の時間を延ばす

横出し

介護・予防給付にないサービスも、市区町村の裁量で利用できるようにします。地域によって、内容はさまざまです。

例
- おむつ代の支給
- 一人暮らしの高齢者の布団乾燥サービス
- 除雪（寒冷地）
- 村が運営する宿泊施設の利用

介護保険

こんな地域資源がある

多くの市区町村が、高齢者を対象にした福祉・介護サービスをおこなっています。一般の高齢者向けのものでも、要支援や非該当の人はもちろん利用できます。ただし、有料か無料かは市区町村によって違います。

生活支援サービス

- 配食
- ごみ出し
- 食器洗い
- 訪問理・美容
- 見守り
- 安全確認

通いの場

- ふれあいサロン
- コミュニティカフェ
- シニアクラブ
- ミニデイサービス

生きがい支援

- 話し相手
- 手芸クラブ
- 俳句クラブ
- 料理教室
- バス旅行
- ペットの一時預かり

認知症サポート⇒ P52

一人暮らしサポート⇒ P53

健康促進

- 体操教室
- 運動・栄養・口腔ケア教室
- 健康診断
- ダンスクラブ

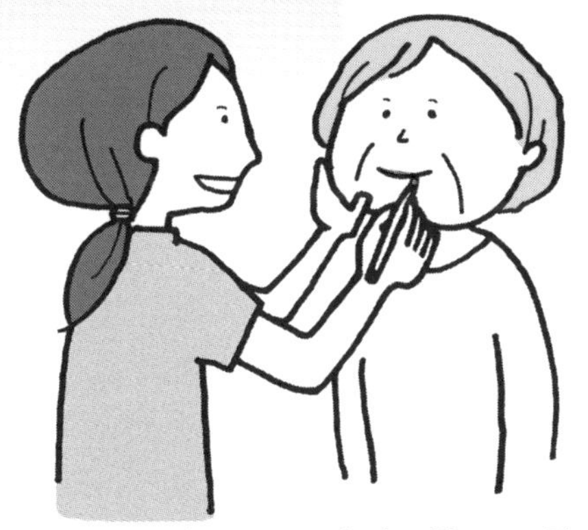
メイクアップやネイルの手入れ、服のコーディネイトなど、女性が楽しめるサービスもある

アドバイス

地域資源の探し方

市区町村の担当窓口のほか、地域包括支援センター、ケアマネ、民生委員などに尋ねてみましょう。市区町村の広報誌などに掲載されることもありますので、日頃から目を通すようにするとよいでしょう。

認知症の場合

認知症は介護が必要になる理由の第１位（厚生労働省 2019年国民生活基礎調査）。国や市区町村では、認知症の介護を支援するために「認知症総合支援事業」に取り組んでいます。そのほか、地域資源も活用していきましょう。

介護保険を利用できる認知症専用のサービス

- ◆認知症対応型通所介護 ⇒ P92
- ◆認知症対応型共同生活介護 ⇒ P113

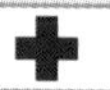

介護保険以外の公的サービスの例

- ◆成年後見制度 ⇒ P109
- ◆高齢者精神保健（認知症）相談

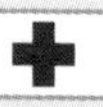

地域資源の例

- ◆認知症カフェ
- ◆徘徊高齢者発見システム（見守りサポーター、GPS機能の活用など）

その他

- ◆認知症家族の会

認知症のサポートは地域全体で

市区町村では、「認知症初期集中支援チーム」の訪問など、認知症の介護の対策を進めています。地域によっては研修を受けた「認知症サポーター」が活動しています。

地域全体に支えてもらえると、家族の負担は軽くなります。その第一歩は、隣近所の人と顔見知りになること。特に、徘徊がある場合は、近所の目があると助かります。

また、警察官は認知症サポーター養成講座の受講が義務付けられています。地域の交番にも、徘徊がある人の氏名・容貌・連絡先を伝えておくことをおすすめします。

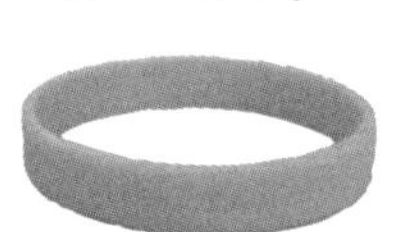

認知症サポーターの証のオレンジリング（ブレスレット）

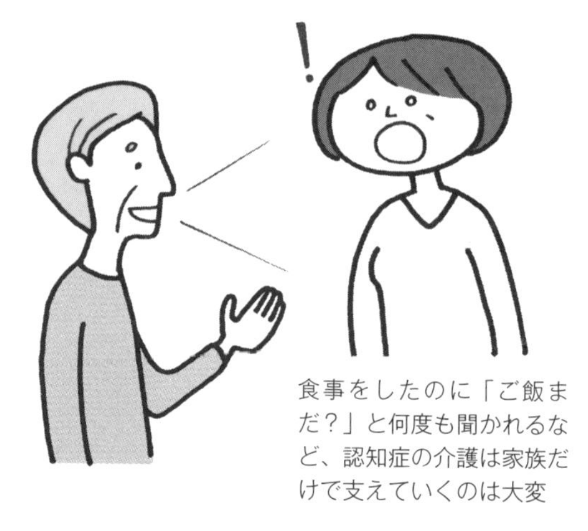

食事をしたのに「ご飯まだ？」と何度も聞かれるなど、認知症の介護は家族だけで支えていくのは大変

遠距離で一人暮らしの場合

高齢者が遠くで一人暮らしをしていて、介護が必要になったけれども転居できない場合、家族は遠距離介護を考えなくてはなりません。要介護認定の申請からケアマネの決定までは通常の手順と同じですが、その先はどうしたらよいでしょうか。

介護保険を利用できるサービスのなかでは

小規模多機能型居宅介護（→P98）は、訪問、通い、宿泊がセットになったサービスです。複数のサービス事業者と契約する手間がいりません。

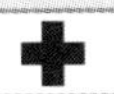

介護保険以外のサービス

サービス付き高齢者向け住宅（→P115）への入居を検討してもいいでしょう。

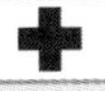

地域資源の例

◆見守り
（見守りサポーター、定期的な電話での安否確認、要介護者宅に緊急通報システムを設置）

◆生活支援（ごみ出し、配食）

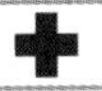

その他

◆交通費の介護帰省割引

ケアマネと密に連携する

ケアマネを決めたら、家族はひんぱんに連絡して、よい関係をがっちり築きましょう。ケアプラン作成もケアマネに丸投げしないで、一度は直接会って話をしたいものです。また、家族の携帯電話番号を知らせるなど、緊急連絡がとれるようにしておきます。

本人の生活のようすを細かく知りたい場合は、住んでいる市区町村の地域資源も調べてみます。市区町村に連絡すれば、パンフレットを送ってもらえることもあります。

一人暮らしの場合、閉じこもりも心配です。隣近所とだけでなく、コミュニティカフェなど、本人の交流の場も考えておきましょう。

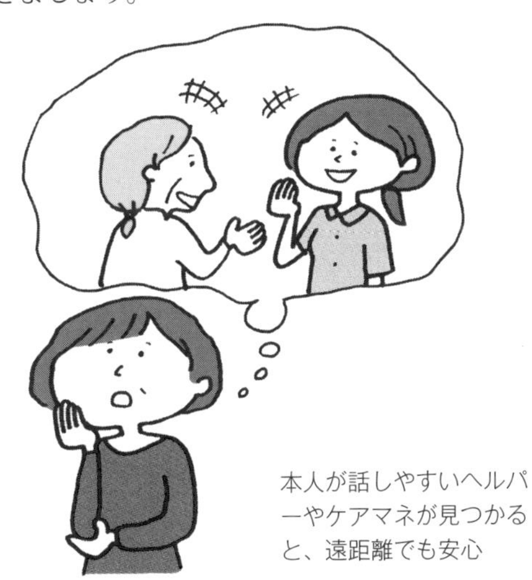

本人が話しやすいヘルパーやケアマネが見つかると、遠距離でも安心

コラム

ボランティアは利用も参加もおすすめ

地域のボランティアをどんどん利用しよう

地域資源のひとつとして、ボランティアも利用したいものです。ごみ出し、見守りサポーター、通院の付き添いなど、さまざまなボランティアがあります。有償ボランティアもあるので確認を。

ボランティアを担うのは学生、リタイアした高齢者などで、ボランティアセンターに登録している人が多いようです。利用する場合、ケアマネやホームヘルパーと情報を共有しておきます。

ボランティアへの参加は生きがいにも

本人がボランティアへ参加することは、「人の役に立てる」という気持ちになれるので、本人の生きがいにつながります。

地域にあるシニアクラブ（老人クラブ）がきっかけになってボランティアを始める人もいます。介護ボランティアや観光ボランティアは、高齢者が参加しやすいようです。外出が不自由な人でも、視覚障害者向けの音訳など、自宅でできるボランティアもあります。

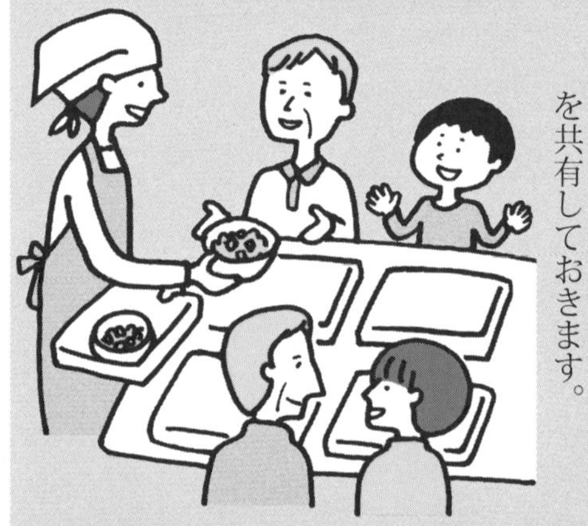

地域によっては、子ども食堂*で一人暮らしの高齢者にも食事を提供するボランティアがある。調理などに高齢者がボランティアとして参加することもできる

ボランティアの探し方

- ♦ 地域のボランティアセンターに問い合わせ
- ♦ 地域の社会福祉協議会に問い合わせ

＊貧困家庭や孤食の子どもたちに無料または低料金で食事を提供する活動。NPOなど民間発の取り組み

トピックス

2021年度改正、新型コロナウイルス感染症対策etc.

利用者が知っておきたい 最新・介護保険事情

介護保険は、利用者の利便性やニーズに合わせる目的で
3年ごとに制度の見直しがおこなわれています。
2021年度の改正ではどのように変わり、
今後はどう見直されていくのでしょうか。
利用者が"今"知っておきたいポイントをまとめました。

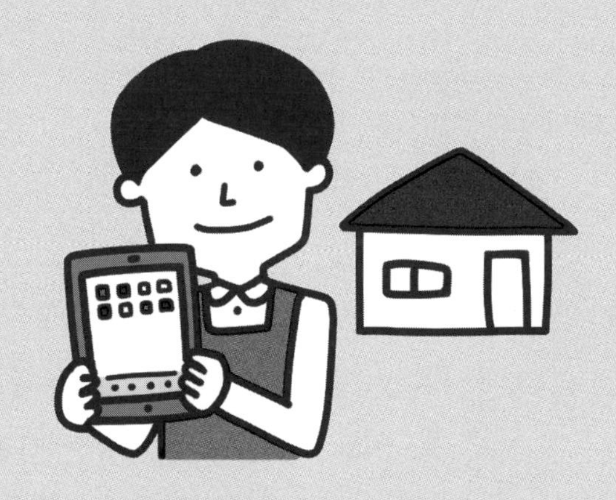

トピック❶

感染症や災害への対策が強化された

今回の改正では、新型コロナウイルス感染症や、地震などの大規模災害が発生した場合でも、利用者が必要なサービスを継続して受けられるような体制づくりが強化されました。

- 感染症対策委員会の開催&結果の周知
- 指針の整備
- 訓練（シミュレーション）の実施
- 研修の定期的な実施

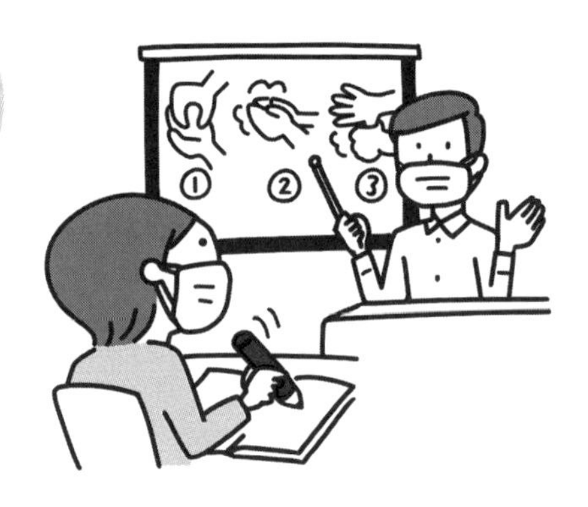

研修では、感染症についての正しい知識や、具体的な対策を学ぶ

すべての介護サービスで義務化

感染症の発生・まん延防止を徹底するため、訪問系や通所系などサービスの区分を問わず、すべての介護サービスでこれらの取り組みが義務化されました。*1

さらに

［全介護サービス事業者］
感染症や災害発生時でも**必要な介護サービスの提供を続けられるような計画づくり**が義務に*2

［通所系、短期入所、施設系 など］
避難訓練などの実施にあたって協力が得られるよう、**地域住民との連携**に努めて災害に備える

例 施設や事業所で感染症が発生したら……

各施設や事業所では、感染症発生時の具体的な対応、手順などを整理した計画書が作成されます。もしものときはこれに沿って、迅速に対応します。

1. 施設（事業所）内での情報共有&医療機関の指示に従う
2. 各方面への連絡（市区町村担当課／保健所／家族 など）
3. 共有スペースなどの消毒・清掃
4. 保健所の調査に協力

おおむねこのような流れで進む

＊1･2　いずれも3年の経過措置期間が設けられており、順次対応していく

＼ 安心して利用するために ／

介護現場における感染症対策

訪問系 のサービスでは

- 通院や外出の介助は３密を避ける
- 訪問時間ができるだけ短くなるよう工夫する
- 利用者に発熱が認められる場合は、なるべく担当者を分ける、最後に訪問する

など

通所系 & **施設系** のサービスでは

- 送迎車に乗る前に利用者の体温測定をおこなう（通所系）
- 送迎中は車の窓を開けて換気し、送迎後は手すりなどを消毒する（通所系）
- リハビリなどの実施は３密を避け、同じ時間帯、同じ場所での利用人数を減らすなど工夫する
- 業者との物品の受け渡しは玄関でおこなう
- 面会はオンラインでおこなう（施設系）

など

基本の対策

- □ 手洗い・手指消毒の徹底
- □ マスクやエプロンの着用
- □ こまめな換気・3密回避
- □ 出勤前やケア実施前の体温測定
- □ 使い捨て手袋やゴーグル、フェイスガードの使用（食事や排泄の介助など必要なとき）

など

ケア前後の手洗いはもちろん、ウイルスを持ち込まない、広めないために、介護現場の職員は細心の注意を払いながら業務にあたっています。

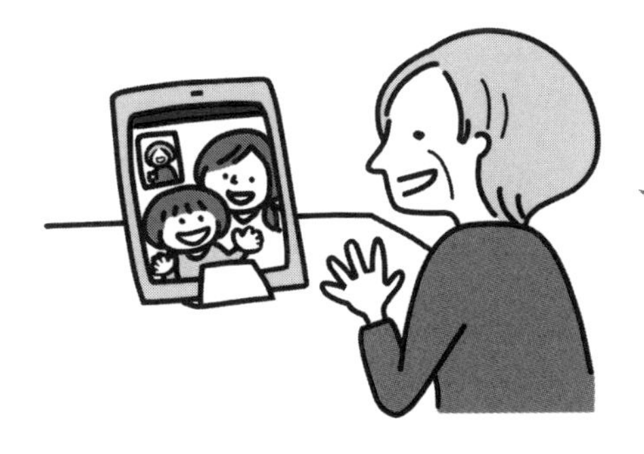

面会の規則は各施設に確認を

面会については、「条件付きで可」としているところもあれば、「一切禁止」のところもあり、規則は施設ごとに異なります。なかには、タブレット端末などを用いたオンライン面会を実施しているケースも。確認してみましょう。

トピック❷

高額介護サービス費の上限引き上げ

年収に応じて、介護サービスの自己負担額の上限が引き上げられることが決まりました。現行の「現役並み」の所得区分が3つに細分化されます。高所得者に影響のある見直しです。

旧

収入要件	世帯合計の上限額
年収約 **383** 万円以上 （現役並み）	一律 **4** 万 **4400** 円

2021年8月から

新

収入要件	世帯合計の上限額
課税所得 **690** 万円以上 （年収約 1160 万円以上）	**14** 万 **100** 円
課税所得 **380** 万～ **690** 万円未満 （年収約 770 万～約 1160 万円未満）	**9** 万 **3000** 円
課税所得 **145** 万～ **380** 万円未満 （年収約 383 万～約 770 万円未満）	**4** 万 **4400** 円 （据え置き）

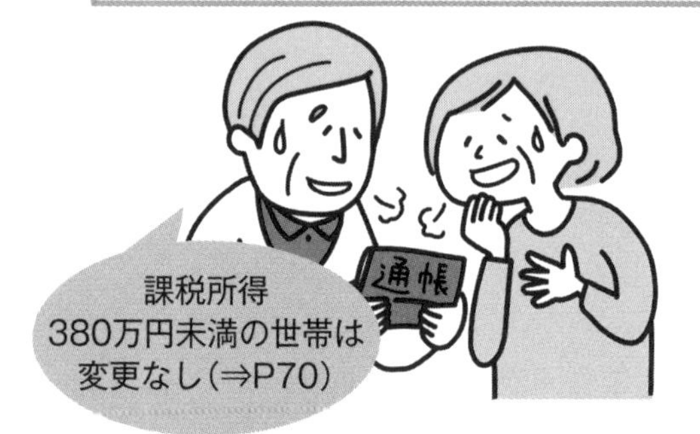
通帳
課税所得
380万円未満の世帯は
変更なし（⇒P70）

一度申請すれば２回目以降は手続き不要。上限額を超えた月は自動的に計算され、払い戻される

! 金額は、医療保険の「高額療養費制度」がもとになっている

医療費が一定の金額を超えたとき払い戻される高額療養費制度は、2018年8月より70歳以上の人の負担上限額が引き上げられています。高額介護リービス費はこの制度をふまえて設定されており、今回はその上限額に合わせた見直しです。

トピック③

負担限度額認定の見直し

介護保険施設を利用する場合、自己負担の食費と居住費（滞在費）を軽減できる制度があります。この「負担限度額認定」を受けるための、年収と資産の条件が厳しくなります。

見直し1 年収の区分が細かくなった

４段階の区分のうち、認定を受けられるのは第３段階まで。今回、第３段階が①②に分かれ、②は食費の自己負担額が上乗せされます。

旧

	認定の対象			対象外
	第1段階	**第２段階**	**第３段階**	**第４段階**
年収の区分	生活保護を受けている	世帯全員が市区町村民税非課税で、年金収入を含んだ所得が80万円以下	世帯全員が市区町村民税非課税で、年金収入を含んだ所得が80万円超	本人もしくは世帯の誰かが市区町村民税課税者
	1日あたりの自己負担限度額			1日あたりの費用*2
食費	300円	390円	650円	1445円
居住費（多床室*1）	0円	370円	370円	855円

2021年8月から

新

	第３段階 ①	**第３段階 ②**
年収の区分	世帯全員が市区町村民税非課税で、年金収入を含んだ所得が80万円超～120万円以下	世帯全員が市区町村民税非課税で、年金収入を含んだ所得が120万円超
	1日あたりの自己負担限度額	
食費	650円	1360円
居住費（多床室）	370円	370円

※ショートステイの場合、食費の自己負担額が第２段階は390円→600円、第３段階①は650円→1000円、第３段階②は1300円になる

見直し2 預貯金などの上限額が変わった

これまでは年収区分に関係なく預貯金などの資産1000万円（夫婦で2000万円）以下が認定条件でしたが、第２段階から厳しくなります。

第2段階	650万円以下（夫婦で1650万円以下）
第3段階①	550万円以下（夫婦で1550万円以下）
第3段階②	500万円以下（夫婦で1500万円以下）

＊１　部屋あたり４床以下の相部屋のこと

＊２　国が定める基準費用額（食費は2021年8月からの金額）。施設側は、契約で自由価格の設定が可能

トピック❹

介護現場における"ICT"の活用促進

介護現場をよりよくするための取り組みの一環。ICT（Information and Communication Technology）の活用は、職員の業務の効率化、ひいてはケアの質の向上につながります。

例 訪問介護でのICT活用

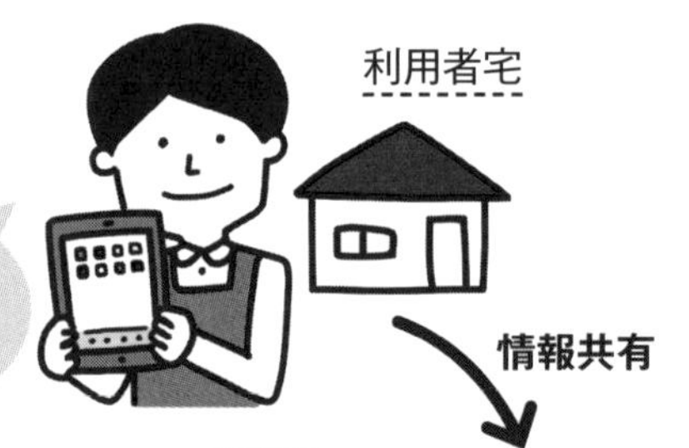

利用者宅
タブレットを使って
介護記録を
その場で作成
情報共有

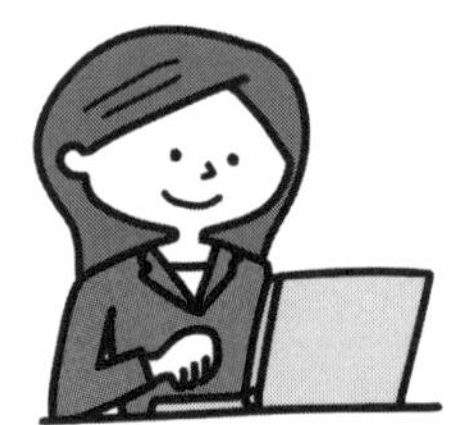

ケアマネ事業所

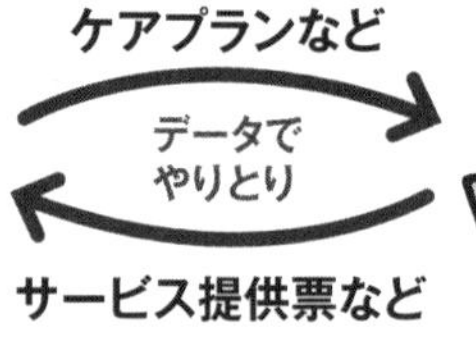

担当者間での情報共有がスムーズに。ケアの質の向上につながり、利用者の満足度も高まる

ICTの導入は少しずつ進んでいる

ICTとは、パソコンやタブレットなどの機器を用いた「情報通信技術」のこと。書類をデータ化してやりとりするなど、介護現場の業務軽減のため、導入が進められています。

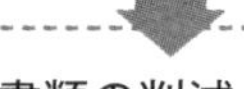

- 書類の削減
- 情報連携の円滑化
- 直接ケアにあたる時間の増加　など

ケアの質の向上につながる

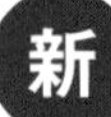

新 2021年度の改正では……

- テレビ電話を使った各種会議の実施
- 薬剤師によるICTを使った服薬指導の評価
- ケアプランなど書類の署名・押印の見直し

などを認められた

このほか一部の施設系サービスでは、ICTなどの活用を前提に、人員の配置基準なども見直しになりました。

トピック⑤

認知症のある利用者への対応力アップ

誰もが住み慣れた地域で、自分らしく暮らしていける「地域包括ケアシステム」推進の一環。今後も認知症の人が増えることを踏まえ、介護現場での対応力の向上が求められています。

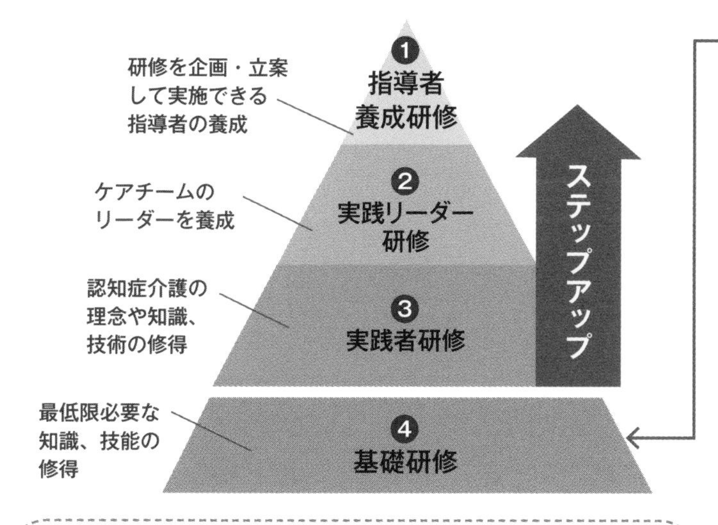

介護に直接携わる職員に認知症ケアの研修を義務化

介護従事者向けの認知症ケアのスキルを磨く研修は４段階あります。今回の改正では、介護に携わる職員のうち、医療や福祉関係の資格をもたない人に、左図❹の基礎研修を受けるよう義務付けました。*

訪問系サービスに認知症専門ケア加算を創設

認知症専門ケア加算は、左図❶や❷の研修を修了した人がチームに加わり、専門的な認知症ケアを実施した場合に評価するもの。すでに施設系サービスにはあったものが、訪問系サービスにも創設されました。

加算がつくとどうなるの?

単位(→P68)が上乗せされるため支払い金額が上がりますが、質の高いサービスが受けられます。

❗ 科学的根拠のある“自立支援”や“重度化防止”も推進

認知症対策とともに重視されているのが、自立支援や重度化防止における「科学的介護」の実現です。近年、効果が科学的に裏付けられた介護サービスを提供するため、高齢者の健康状態やケアの内容などデータの収集が進んでいます。これをもとに、現場では必要に応じてリハビリ専門職や管理栄養士、歯科衛生士と連携し、ケアの質の向上をめざします。

＊無資格者がいない訪問系サービス（訪問入浴介護を除く）や、福祉用具貸与、居宅介護支援は除く。また、３年の経過措置期間がある。新入職員の受講についても１年の猶予期間を設ける

トピック⑥

これからの介護保険の見通しをチェック!

今回の改正では見送られた項目など、介護保険は今後もさらなる見直しが予定されています。どのように変わっていくのか、重要なポイントを押さえておきましょう。

チェック

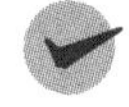

介護サービスの利用料はどんどん上がっていくの?

介護サービスはそれぞれ「介護報酬」が決まっており、単位（→P68）をもとに利用料を計算します。介護報酬は３年ごとに、介護職員の処遇やサービス事業者の経営状況などをふまえて改定されます。今回は、全体で見れば0.7%の引き上げですが、結果的に引き下げとなったサービスもあります。変動するものなので、改定の時期にはサービス事業者に確認しましょう。

介護報酬＝サービス事業者に支払われるお金

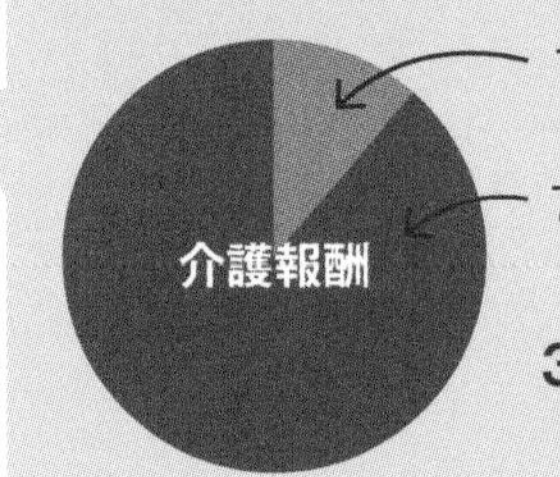

チェック

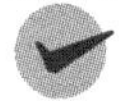

介護ロボットの普及が進む?

介護現場における業務の効率化、そして介護職員の負担軽減を目的として、ICTの活用促進（→P60）とともに介護ロボットの開発が進んでいます。今後、その効果が実証されれば、全国への普及が進む見込みです。

チェック

ケアプランの作成が有料に?

ケアマネによるケアプラン作成などの居宅介護支援は、誰もが進んでサービスを利用できるよう介護保険でまかなわれます。制度創設から20年以上経ち、これにも利用者負担を求めてはと財務省の審議会などで議論されました。

チェック

多床室の室料が自己負担に?

現在、介護老人保健施設（→Ｐ111）や介護療養型医療施設（→Ｐ112）などの多床室にかぎり、室料にあたる部分は介護保険の対象です。今後はほかの居室と同様に全額自己負担とすることが、財務省の審議会などで検討されました。

チェック

増える「介護医療院」とは?

介護医療院は、要介護の高齢者の長期療養と生活のための施設。2018年4月より創設され、約3年で572施設まで増えています*。2024年3月に廃止される介護療養型医療施設の受け皿としての役割も担い、移行が進んでいます。

*2021年3月末時点の施設数

3

介護保険料について知り、見通しを立てる

介護サービスを利用するうえで、 最も気になるのがお金のことでしょう。
毎月支払う保険料や介護にかかる費用の自己負担分のことなど、
お金の流れと具体的な金額をきちんと把握しておくと、
ケアプランを立てやすくなります。

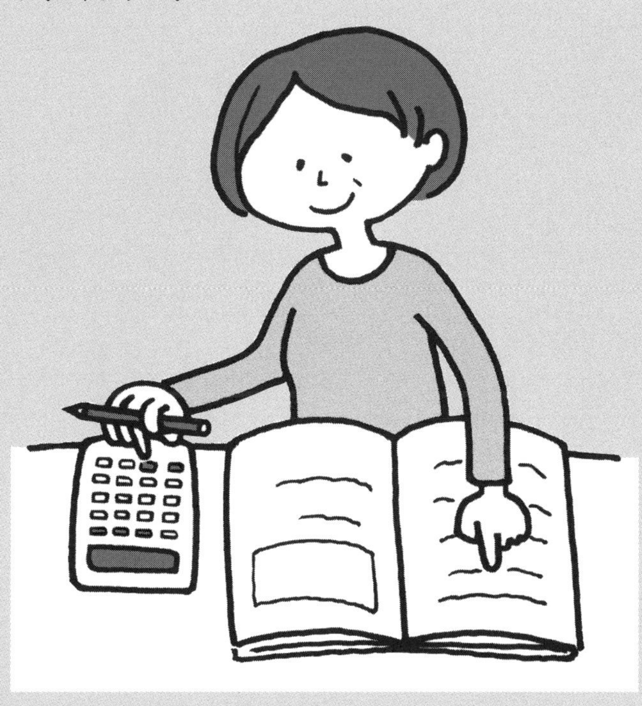

財源

税金と被保険者が納めたお金で運営

介護保険の運営には莫大な費用がかかります。その財源はどこにあるのでしょうか。また、毎月納めている保険料はどうやって計算され、今後はどうなっていくのでしょうか。

費用はどこから出ている?

介護保険の運営にかかる費用のうち半分は、国や都道府県、市区町村の税金。残りは、被保険者が納めている保険料です。

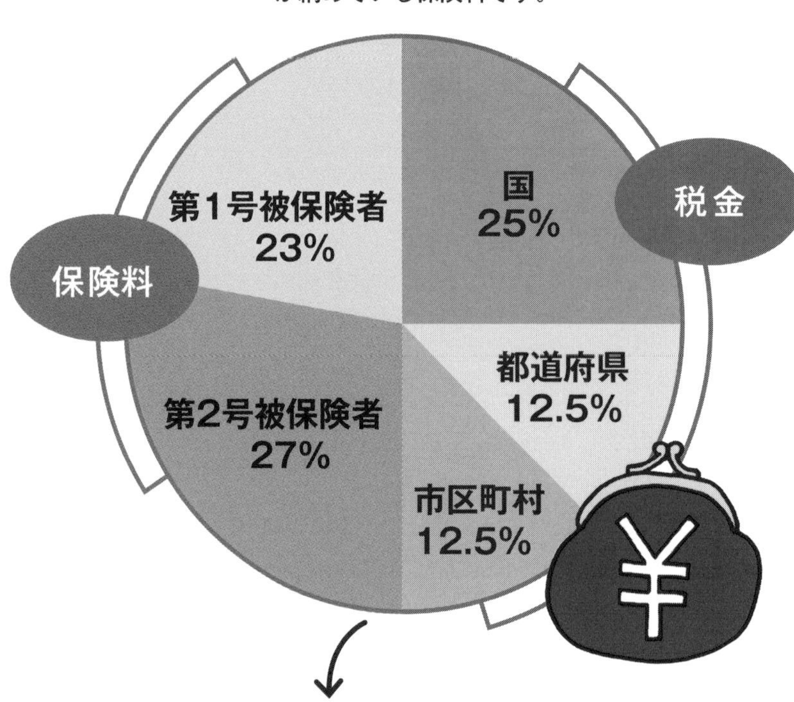

介護保険費用の使い道

- ●介護サービスの提供（要介護の場合）
- ●介護予防サービスの提供（要支援の場合）
- ●地域支援事業への提供

など

市区町村でお金を集めて運営する

介護保険の運営にかかる費用の半分は、上図のように国や都道府県、市区町村の公費でまかなわれています。残りの半分は、被保険者が納めている保険料によるものです。つまり、税金と保険料で成り立っているのです。

保険料はどう支払う?

介護保険の財源のうち、半分は被保険者が支払う保険料で、その算出法と徴収法は、第1号被保険者と第2号被保険者では異なります。

65歳以上の第1号被保険者 ➡年金から天引き

保険料は本人または世帯の所得と年金額によって変わり、市区町村の定める基準額と保険料率をかけて算出されます。

40～64歳の第2号被保険者 ➡加入している医療保険により異なる

加入している医療保険が、健康保険等か国民健康保険かによって保険料が変わります。健康保険等では半分を事業主が負担し、残り半分を所得に応じて支払います。

所得によって支払う金額が変わる(例)

〈第1段階〉
●生活保護を受けている
●世帯全員が非課税で、かつ本人が老齢福祉年金受給者もしくは前年の合計所得金額と課税年金収入額の合計が80万円以下
基準額×0.3

本人、世帯全員が非課税

〈第2段階〉
●本人の前年の合計所得金額と課税年金収入額の合計が80万円超120万円以下
基準額×0.5

〈第3段階〉
●本人の前年の合計所得金額と課税年金収入額の合計が120万円超
基準額×0.7

本人が非課税で、世帯に課税者がいる

〈第4段階〉
●本人の前年の合計所得金額と課税年金収入額の合計が80万円以下
基準額×0.9

〈第5段階〉
●本人の前年の合計所得金額と課税年金収入額の合計が80万円超
基準額×1

本人が課税

〈第6段階〉
●前年の合計所得金額が120万円未満
基準額×1.2

〈第7段階〉
●前年の合計所得金額が120万円以上210万円未満
基準額×1.3

〈第8段階〉
●前年の合計所得金額が210万円以上320万円未満
基準額×1.5

〈第9段階〉
●前年の合計所得金額が320万円以上
基準額×1.7

段階の区分や基準額、保険料率は市区町村によって異なる。ここで示す「課税」とは市区町村民税のこと

支払い①

所得に応じて自己負担額が違う

介護サービスを受けると、費用の一部は自己負担となります。自己負担額は所得によって異なり、一〜三割のいずれかになります。

自己負担額は1〜3割

自己負担額は、下表のように単身または夫婦世帯の所得に応じて異なります。

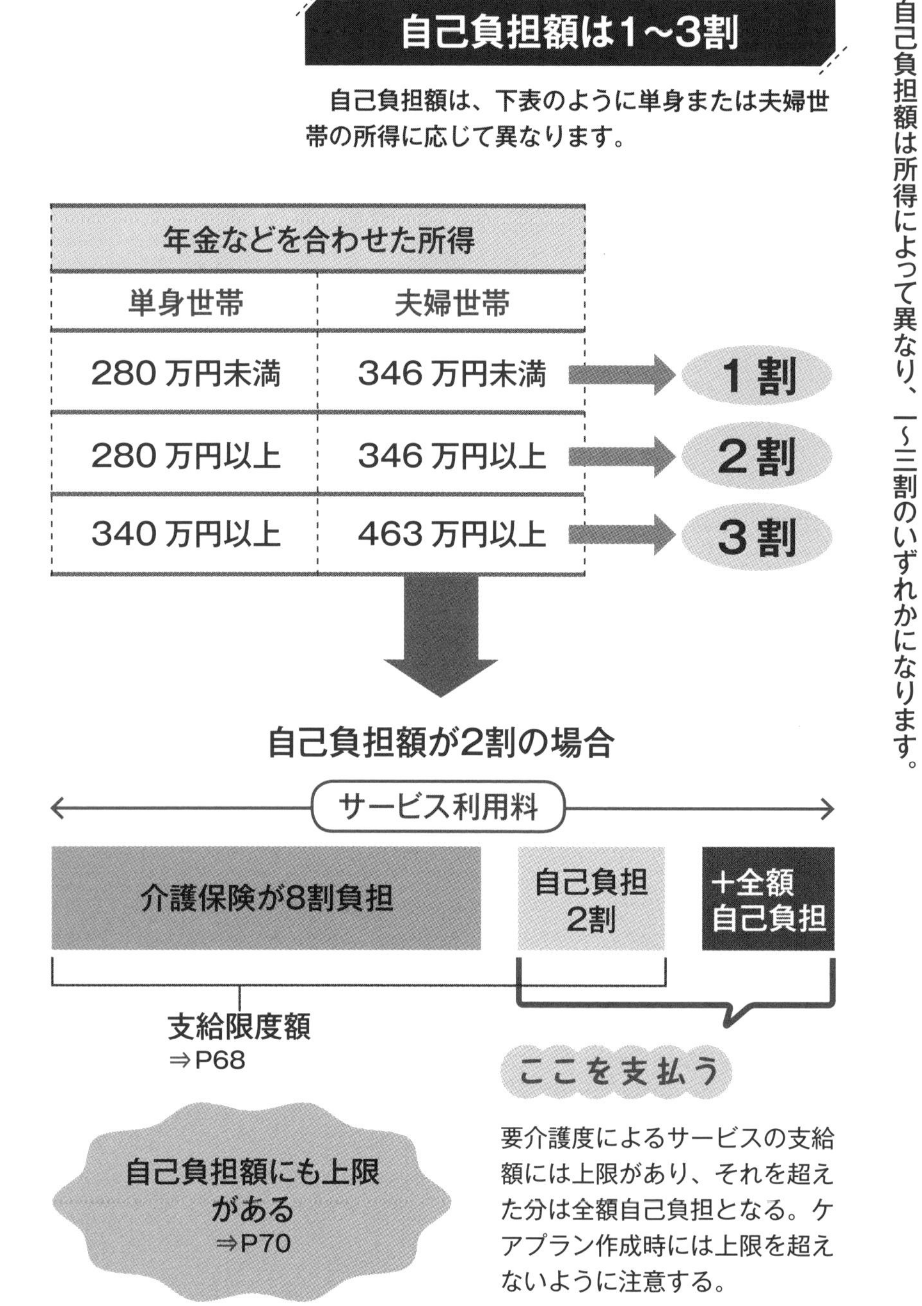

年金などを合わせた所得		
単身世帯	夫婦世帯	
280万円未満	346万円未満	1割
280万円以上	346万円以上	2割
340万円以上	463万円以上	3割

要介護度によるサービスの支給額には上限があり、それを超えた分は全額自己負担となる。ケアプラン作成時には上限を超えないように注意する。

支払う金額は所得によって異なる

介護サービスを利用するときは、費用の一部は自己負担となります。自己負担額は一～三割で、所得によって負担の割合が異なります。

また、自己負担額は要介護度に応じた支給限度額の範囲内で適用されるので、この限度額を超えた利用料については全額自己負担になります。

アドバイス

全額自己負担でも納得できるサービスなら

Sさん（75歳）は要介護４、呼吸器疾患により酸素吸入が必要で、足も不自由なため外出時には車椅子が欠かせません。現在、在宅で介護を受け、夫と二人暮らしです。

孫娘の結婚式が遠方であるそうですが、出席したいとのこと。看護師の同行が必要と考え、その分は全額自己負担になると伝えました。

Sさんは貯金を使って費用を全額負担し、結婚式に出席。費用がかかっても納得してサービスを受けたので、とても満足したと言っています。

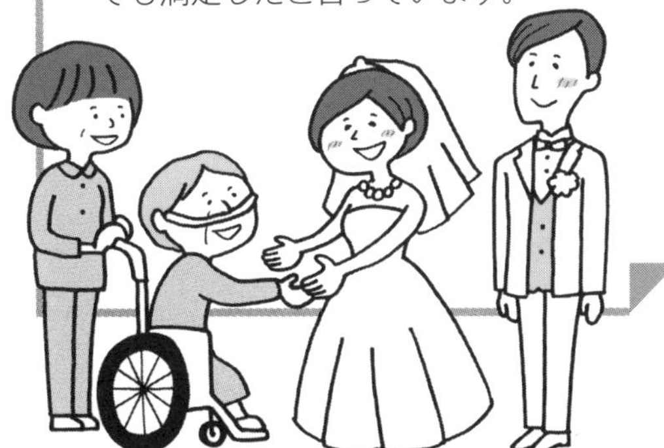

幸せそうな孫娘から、Sさんは元気をもらった。出席した思い出やワクワク気分は、お金には代えがたい

自己負担分の支払い方法

サービスを受けたときに、業者への支払い方法には、２通りあります。

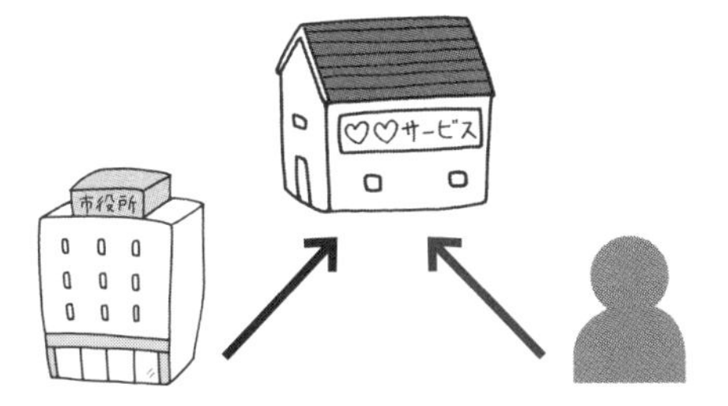
♡♡サービス
市役所
費用の７～９割は市区町村が支払う
自己負担分の１～３割にあたる費用を支払う

お金というより、サービスそのものを給付されるようなしくみ

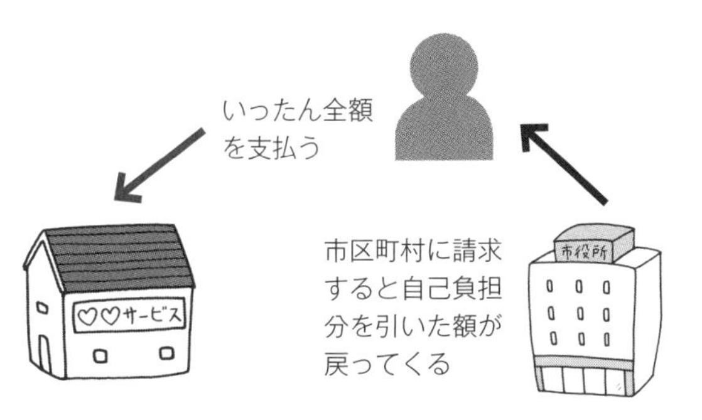
いったん全額を支払う
♡♡サービス
市区町村に請求すると自己負担分を引いた額が戻ってくる
市役所

特定福祉用具販売や住宅改修などでの支払い方法。立て替えたお金が戻るようなもので、償還払いという

支払い②

サービスが使える上限額が決まっている

介護サービスは一～三割の自己負担額を支払えば、いくらでも使えるわけではありません。一ヵ月あたりの支給限度額は要介護度によって決まっているので、その範囲内でケアプランを立てます。

要介護度別の支給限度額

介護サービスを利用する際の1ヵ月あたりの支給限度額は、要介護度によって決まっています。

1ヵ月の支給限度基準額（居宅サービスなど）

要支援1	5万320円
要支援2	10万5310円
要介護1	16万7650円
要介護2	19万7050円
要介護3	27万480円
要介護4	30万9380円
要介護5	36万2170円

1単位10円で計算した例

介護サービスの利用料は単位で表示される。1単位10円が基準だが、地域によって「加算額」がある。加算額は1級地～7級地、その他によって異なり、1級地～7級地は1単位が10円以上になる（→P118）。

サービスの利用料を限度額内に収める

サービス単価の決め方にはルールがあります。原則、訪問系サービスは利用時間と時間帯、通所系サービスは利用時間と要介護度によります*。そのほか、加算（より多く支払う）すれば受けられるサービスもあります。

決まりを覚えておくと便利

訪問系（→ P74 ～ 87）
⇒ 利用時間と時間帯

通所系（→ P88 ～ 93）
⇒ 利用時間と要介護度

＊定期巡回・随時対応型訪問介護看護（→P84）は、要介護度によって異なる

支給限度額は要介護度によって異なる

介護サービスを利用するには、一ヵ月の支給限度額がいくらかを把握し、それに基づいてケアプランを立てます。右ページにあるように一ヵ月の限度額は要介護度によって異なり、これを超えた分は全額自己負担になります。

計算方法は、一単位＝約一〇円（地域によって変わる）で換算します。例えば、訪問介護で二〇～三〇分未満の場合は一回二五〇単位です。これに約一〇円をかけたのが利用料で、その金額の一～三割を自己負担額に応じて支払います。

支払い方法は事業者によって違うので、事前に確認しておきましょう。ほとんどは月末締めの翌月請求で、請求書を受け取った後、銀行振込や口座引き落としなどで支払います。集金してくれるところもあります。

なお、サービスの中には下記のように介護保険が使えないものもあり、これは別途支払います。

介護保険が使えないサービス

介護サービスを利用する際に発生する金額には、ここに挙げた項目のように介護保険が使えないものもあります。主に、食費やおむつ代、滞在費、光熱水費などで、これらは実費を支払わなければなりません。

居宅サービスの場合に全額自己負担となるもの

- □**食費・おやつ代**
- □**日常生活費**（石鹼（せっけん）、ティッシュペーパーなど日常的に消費するもの）
- □**おむつ代**
- □**娯楽費**（行事やレクリエーションの際にかかる費用）
- □**滞在費**（短期入所の場合にかかる宿泊費）
- □**介護タクシーの運賃**（サービス自体は「通院等乗降介助」という訪問介護→P74）

そのほか、サービス事業者によって必要なものが異なる

施設サービスの場合に全額自己負担となるもの

- □**食費・おやつ代**
- □**居住費**（室料・光熱水費。個室や多床室など居室のタイプによって費用が異なる）
- □**日常生活費**（石鹼、ティッシュペーパーなど日常的に消費するもの）
- □**理・美容代**

介護保険施設（施設サービス）以外の介護施設等に入居・入所する場合には、自己負担となるものが異なります。

施設によってサービス料は異なる

同じサービスでも、施設によって費用が異なるのは、「特定事業所加算」がつくため。要介護度の高い人や認知症の人を多く受け入れている、研修計画を立てているなどのよいサービスを提供していると認められた施設は高額になります。

支払い③

上限額を超えた分は戻ってくる

重度化が進んで要介護度が上がると介護費用もかさみ、家計の範囲内で収めるのが難しくなることがよくあります。こうしたケースでも負担を軽くする措置がとられています。

要介護度が上がると自己負担額も増える

要介護度が上がるということは、必要な介護も増えるということ。その分、たくさんの介護サービスが必要になり、当然ながら介護費用もかさみます。

自己負担額も増えますが、額が大きくなりすぎると家計を圧迫します。そこで、自己負担額にも上限を設け、負担を軽くするしくみになっています。

利用者の負担額にも上限がある

自己負担額の上限（月額）を超えた場合、「高額介護サービス費」として払い戻されます。下表のほか細かい規定があるので、窓口で確認を。

	課税所得	負担の上限額（月額）
現役並み 世帯に65歳以上で、課税所得が一定の金額以上の人がいる	690万円以上 （年収約1160万円以上）	14万100円（世帯）
	380万～690万円未満 （年収約770万～約1160万円未満）	9万3000円（世帯）
	145万～380万円未満 （年収約383万～約770万円未満）	4万4400円（世帯）
世帯全員が市区町村民税非課税		2万4600円（世帯）
前年の公的年金等収入金額＋その他の合計所得金額の合計が80万円以下の人など		2万4600円（世帯） 1万5000円（個人）
生活保護を受けている人など		1万5000円

該当すると書類が送られてくる

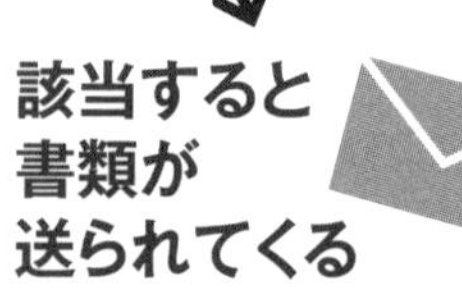

自己負担額が上限を超えると、市区町村から書類が送付されてきます。必要事項を記入し、市区町村の担当窓口に申請すると払い戻しが受けられます。

自己負担額を減らす方法はほかにも

介護が必要な高齢者は、年金だけが収入源という人がほとんど。自己負担額が１割であっても家計に響きます。負担を軽減する措置があるので、活用しましょう。

「負担限度額認定」を申請する

施設に入所した場合や短期入所（ショートステイ）の場合の、食費と居住費（滞在費）を軽減してもらえます。所得など細かい条件があります。

世帯の年間所得、預貯金の額、施設の居室のタイプなどによる（→ P59）

医療保険と介護保険の自己負担額を合算して上限を超えた分が戻ってくる

「高額医療・高額介護合算療養費制度」では、１年間にかかった医療保険と介護保険の自己負担額の合計に所得によって上限*が設けられており、申請すると超えた分が払い戻されます。夫婦で合算するときは、同じ世帯で同じ医療保険に加入していることが条件です。

＊巻末資料参照

１割の自己負担をさらに減らす

利用者の所得によっては自己負担額を１割ではなく、さらにその半分～３分の１に減額する自治体もあります。市区町村の担当窓口やケアマネなどに相談してみましょう。

アドバイス

何でも戻ってくるわけではない

上限額を超えた分のうち、戻ってこない費用もあります。食費・居住費・日常生活費などの自己負担分、福祉用具の購入費、住宅改修にかかった費用は、「高額介護サービス費」等にはなりません。

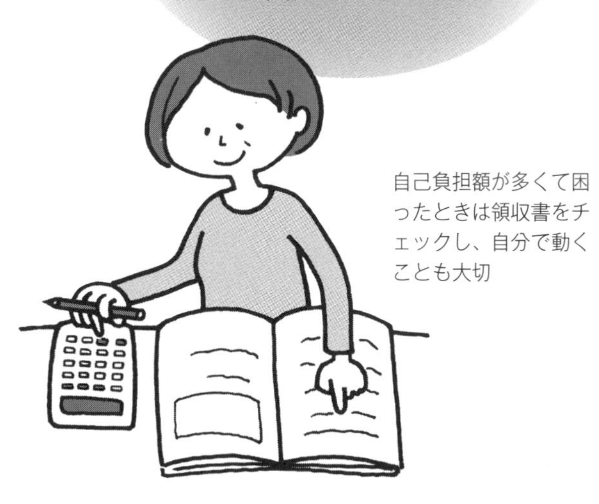

自己負担額が多くて困ったときは領収書をチェックし、自分で動くことも大切

コラム

もし、保険料を支払っていなかったらどうなるの？

介護サービスが受けられなくなる

介護保険料は、介護サービスを利用するようになっても支払う義務がありますが、もし滞納するとどうなるのでしょう？

滞納期間が一年におよぶと、まず市区町村から督促がきます。それでも支払わずにいると、介護サービスを償還払いに変更する通知が届きます。償還払いではいったん全額を自分で支払い、あとで自己負担割合に応じた金額が払い戻されるので、多額の現金が必要になります。

さらに滞納が一年六カ月になると、保険給付が一時差し止めになります。それ以降は時効が関係してきます。介護保険の保険料納付の時効は二年。支払っていない保険料があり、しかも保険料を支払う能力があるにもかかわらず滞納している場合は、差し止められた保険給付額から滞納分の保険料が差し引かれます。

この措置がとられると介護サービスの給付率が七割に引き下げられ、毎月の利用者負担額が三割にアップします。こうなる前に、経済的事情でどうしても支払えないときは、市区町村やケアマネに相談すべきです。

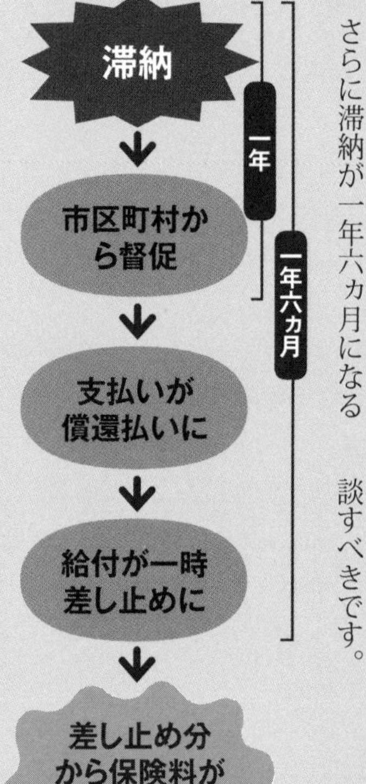

4

自宅で暮らしながら介護サービスを受ける

住み慣れた自宅で介護サービスを利用しながら暮らしたいと希望する人には、
自宅にいながら利用できる訪問系のサービスや
施設などに通う通所系のサービスが適しています。
福祉用具のレンタルや住宅改修も利用すれば、
より快適に、安心して暮らせます。

居=居宅サービス
地=地域密着型サービス

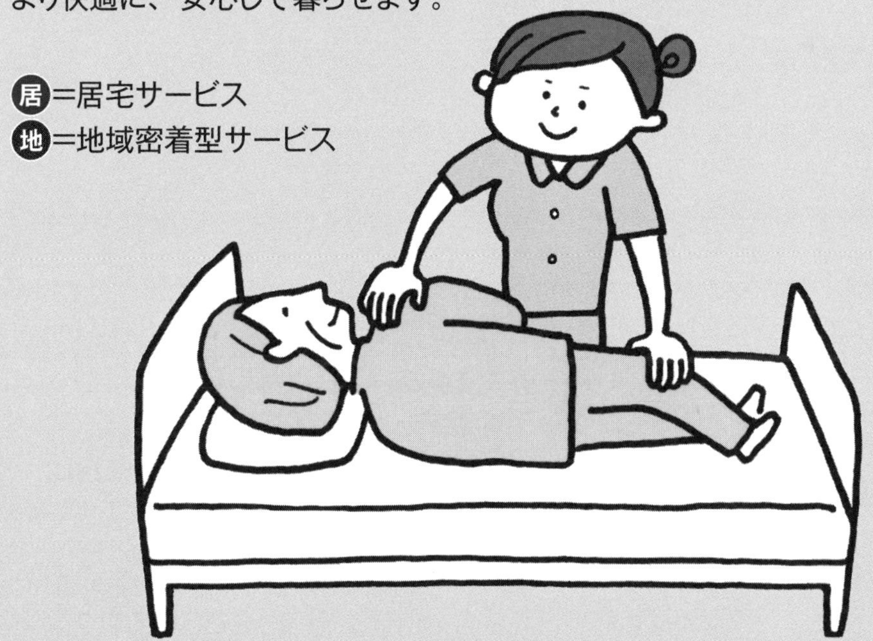

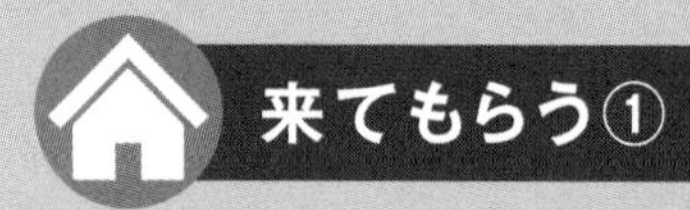

居

ヘルパーさんが来てくれる

訪問介護
（ホームヘルプ）

誰が来る？	対象は？
ホームヘルパー 介護福祉士	要介護1以上

生活援助

調理や掃除など、利用者本人の生活を援助するものです。本人以外への援助は頼めません。

- 居室やトイレなどの掃除
- ごみ出し
- 食事の準備や後片づけ
- 調理
- 洗濯
- シーツや布団カバーの交換
- 衣類の整理、ボタンつけ
- 日用品等の買い物
- 薬の受け取り　など

身体介護

介護者が直接、利用者本人の体に触れて介護するものです。日常生活のさまざまな動作を手助けします。

- 食事の介護（食費は自己負担）
- 排泄の介護
- 体を拭く、洗面、洗髪、入浴
- 体位変換
- 移動・移乗・外出の介助
- 起床や就寝の介助
- 服薬介助　など

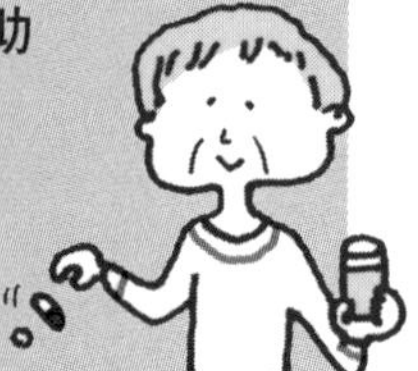

身体介護中心型			
60～90分 未満*	30～60分 未満	20～30分 未満	～20分 未満
579	396	250	167

●サービスにかかる費用は？

サービス内容と１回あたりの利用時間によって決まり、さらに夜間・早朝、深夜といった利用する時間帯によって割増（加算）がある。

※表の数字は円でなく単位を示す。＊以降は30分ごとに84単位ずつ加算

三つのサービスで日常生活をサポート

「訪問介護」は「ホームヘルプ」ともいい、自宅で介護を受ける人へのサービスです。主なサービスは身体介護、生活援助、通院等乗降介助の三つ。日常生活をサポートするとはいえ、家事代行ではありません。ホームヘルパーに頼めること・頼めないことが介護保険制度によって決められているので注意してください（↓P104）。

　頼み方は「生活援助三〇分」など、内容と時間で決めます。午前三〇分、午後三〇分など一日に複数回頼むこともできます。居宅サービスの柱となるので、依頼する際は複数の事業者を比較検討するなど慎重に選びましょう。

●要支援の人は、介護保険ではなく市区町村がおこなう介護予防・生活支援サービス事業の訪問系サービスを利用することになります。サービスにかかる費用は、要介護の人と違って、市区町村によって異なります。

アドバイス

❶**訪問介護の費用は利用時間が重要**です。例えば、時間のかかる調理は配食サービスを利用して、訪問介護では入浴を頼むなど、時間の有効活用を。
❷おむつ換えのように**一日に何度も来てほしい場合**は、事業所によっては訪問介護の頻回型サービスがあります。また「夜間対応型訪問介護（→P86）」や「定期巡回・随時対応型訪問介護看護（→P84）」を組み合わせてもいいでしょう。

通院等乗降介助

介護タクシーともよばれます。自宅からの通院等時に、ホームヘルパーの資格をもった運転手が介助してくれます。ただし、運賃は自己負担。要支援の人は利用できません。

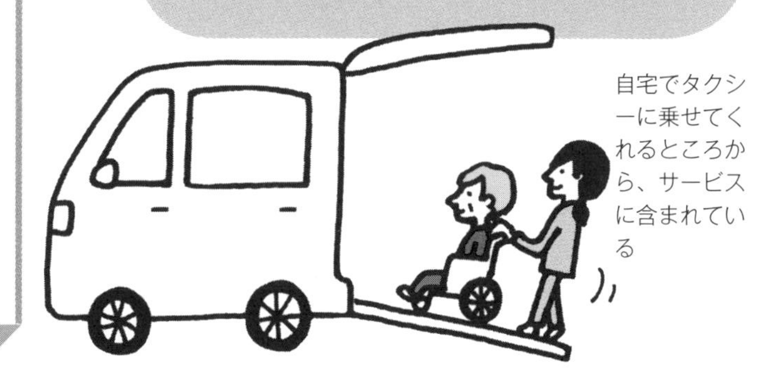

自宅でタクシーに乗せてくれるところから、サービスに含まれている

加算されるサービス
深夜（22～6時）は右記の50%増し、夜間・早朝（18～22時、6～8時）は右記の25%増しになる。

通院等乗降介助	生活援助中心型	
99／回	45分以上 225	20～45分未満 183

来てもらう② 居

自宅に簡易浴槽が運ばれてくる
訪問入浴介護

誰が来る?	対象は?
看護師 介護職員	要介護1以上 要支援1、2

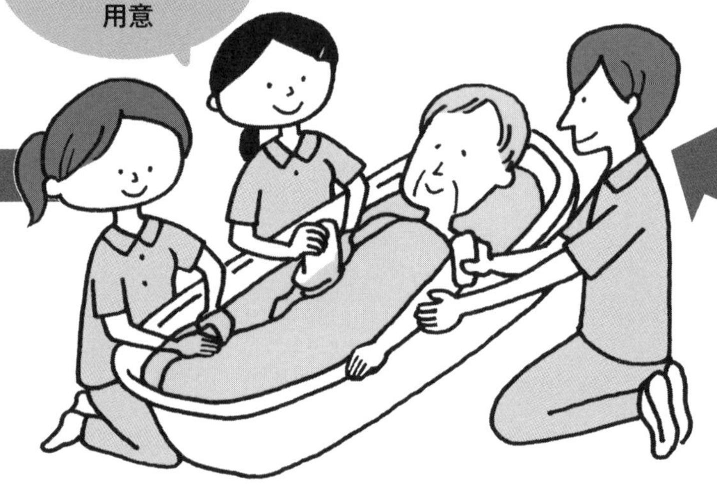

シャンプーやボディソープなどはサービス事業者が用意
入浴（約10分）

浴槽に浸かっている間に、介護職員が頭や体を洗います。所要時間は10分前後です。

事前に準備するもの

- バスタオル（事業者によって異なる）
- 着替え

体調管理

入浴前に、主治医の指示に基づき、看護師が血圧、脈拍、体温などを確認します。状態が安定していれば、介護職員だけでおこなうこともあります。

看護師1人＋介護職員が2人の場合
1,260／回

●サービスにかかる費用は?

誰が何人来るのか、全身入浴か部分入浴か、体を拭く清拭（せいしき）かなどで料金が異なる。新規利用の際、事前に訪問して浴槽の設置場所を確認するなど、調整をおこなうと加算がつく。

※要介護1 ～ 5の場合。表の数字は円でなく単位を示す

入浴車で自宅に簡易浴槽を運ぶ

家族やホームヘルパーがいても、介護の必要な人を浴室へ移動させ、安全に入浴させるのは至難の業です。このような場合に利用したいのが「訪問入浴介護」です。

訪問入浴介護では、専門の事業者が「入浴車」で訪問し、自宅内に簡易浴槽を運び込んで入浴を介助します。スタッフは通常三人で、体調チェックのために看護師一人が含まれているので安心です。

●要支援の人は介護予防の目的で利用できます。

こんなお願いは避けて

●洗濯に使うからお湯を残してほしい
●マッサージをしてほしい

お風呂から出る
浴槽から出て、体を拭くなどの介助をします。ベッドへの移動までを介助します。

着衣
服を着る介助のほか、髪を乾かすなど全身のケアも介助してくれます。

体調チェック
入浴後に血圧、脈拍などをみて体調に変化がないか、看護師が確認して終了です。

髪の毛をとかす、爪切り、クリームを塗るなど

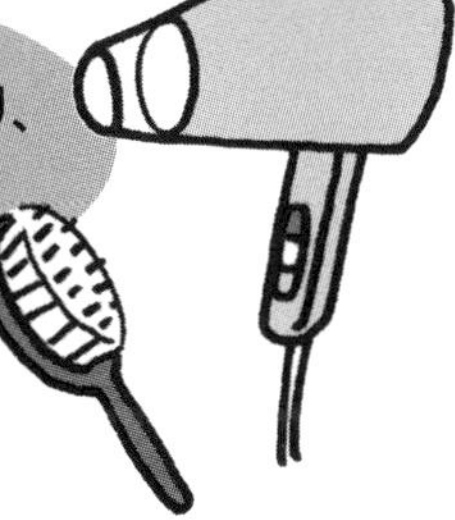

アドバイス

❶入浴の介助は力仕事なので、**男性の看護師や介護職員が来ることも**。利用者が女性の場合には、事前に確認しておくほうが無難です。
❷**訪問入浴介護は高額**です。負担になる場合は、通所介護（デイサービス→P88）や通所リハビリ（デイケア→P90）を利用する方法もあります。ただし、通所での入浴は加算料金が必要なので、どれを選ぶかケアマネに相談しましょう。

部分浴または清拭の場合
1,260×90%／回

来てもらう③ 居

病気の看護も必要なら
訪問看護

誰が来る?	対象は?
看護師 理学療法士など	要介護1以上 要支援1、2

主治医が指示書を書く

訪問看護を受けるには、「訪問看護指示書」が必要です。主治医と相談し、指示書を書いてもらいます。

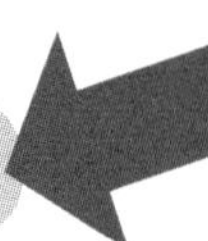

サービスの提供者が決まる

訪問看護ステーション

病院・診療所

訪問看護サービスを提供している事業者は、訪問看護ステーションと病院・診療所などの医療機関の２種類です。どちらにするか、主治医やケアマネと相談して決めるとよいでしょう。

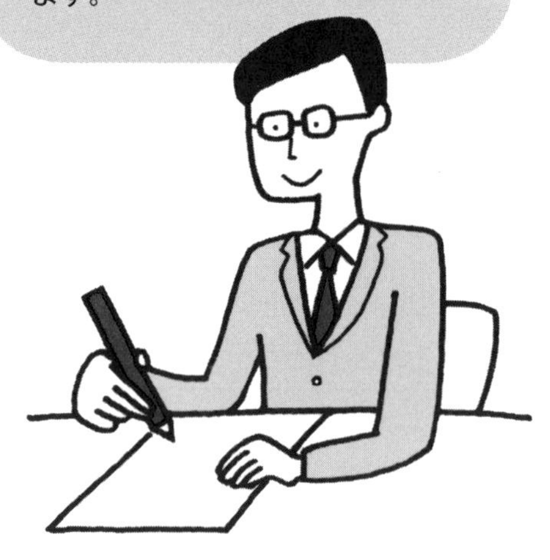

	60~90分未満	30~60分未満	30分未満	20分未満
訪問看護ステーション	1,125	821	470	313
病院・診療所	842	573	398	265

※要介護1 ～ 5の場合。表の数字は円でなく単位を示す

●サービスにかかる費用は?

訪問看護ステーションと病院・診療所でサービス単価が異なる。定期巡回か随時対応か、利用時間帯などによっても異なる。

医師の指導のもとに自宅で看護ケアをおこなう

「訪問看護」は、病気やケガなどで自宅療養している利用者に対し、看護師などが訪問して病状の確認や点滴といった医療的な処置をおこなうサービスです。

そのほか、療養上必要な食事や排泄の介助、体位の変換、さらに理学療法士などによる歩行や関節を動かすといったリハビリテーションなども含まれています。

こうした訪問看護は、主治医の指示が記された「訪問看護指示書」がなければ利用できません。

また、訪問看護は、要介護認定を受けているときは介護保険が優先されます。ただし、末期がんや厚生労働大臣が定める疾病等、急な悪化によって一時的にこまめな訪問看護が必要な場合など、病状や病気によっては医療保険が適用になります。

●要支援では、介護予防の目的で利用できますが、主治医が必要と判断した場合に限ります。

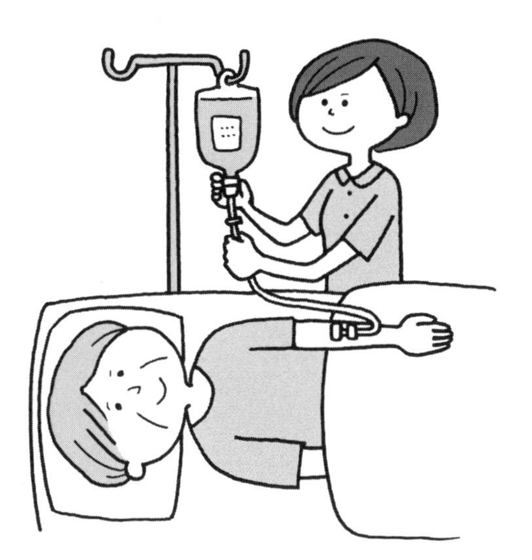

点滴など医療機器の管理もしてくれる

看護サービスを提供

- 主治医の指示による医療処置
- 人工呼吸器など医療機器の管理
- 床ずれ予防や処置
- 病状や血圧・体温などのチェック
- 体を拭く、洗髪、入浴介助、食事・排泄など療養上の介助・指導
- 家族への介護支援・相談
- 認知症介護の相談　など

24時間365日対応しており、利用料は割増になりますが、夜間や早朝、深夜および緊急時の対応もしてもらえます。

加算されるサービス

深夜（22～6時）は右記の50%増し、夜間・早朝（18～22時、6～8時）は右記の25%増し。緊急時、末期がんや終末期などのターミナルケア、状態によって特別な管理が必要なときには加算料金になる。

来てもらう④ 居

自宅でリハビリを進める

訪問リハビリテーション

誰が来る?	対象は?
理学療法士 作業療法士 言語聴覚士	要介護1以上 要支援1、2

サービスの提供者が決まる

訪問リハビリのサービス事業者は数が少ないのが実情です。病院・診療所などの医療機関か、介護老人保健施設、介護医療院に限られています。

病院・診療所

介護医療院

介護老人保健施設

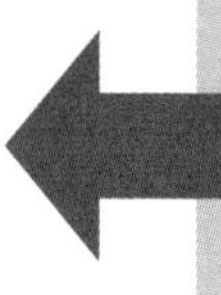

主治医が指示書を書く

必要なリハビリの内容をはじめ、使用している装具、注意点などについて主治医が指示書を書きます。

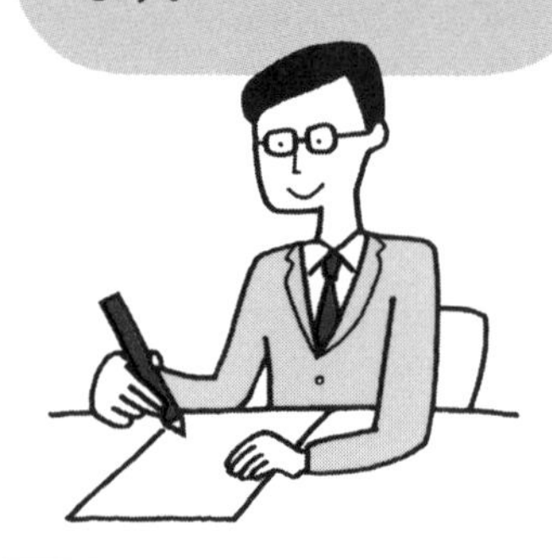

基本サービス費
307／回（20分）

●サービスにかかる費用は?

サービスの提供者がどこであるかに関わらず、1回20分ごとの基本サービス費は同じ。ただし、短期集中リハビリを受けた場合などでは加算された費用になる。

※表の数字は円でなく単位を示す

生活機能を維持・向上させるためのリハビリをおこなう

「訪問リハビリテーション（訪問リハビリ）」は、入院・入所していた人が退院・退所後の日常生活に不安がある場合や、病院やリハビリテーション施設に通うのが困難なときなど、医師が必要と認めた場合に利用できます。

主治医の指示書に従い、利用者の状況に応じて理学療法士や作業療法士、言語聴覚士が機能回復訓練や指導をおこないます。また、介護する家族や訪問介護へのアドバイスもしてもらえます。

施設に通う通所リハビリとの違いは、自宅で実際の生活環境に沿った訓練ができることや、本人がリラックスしてできる点です。

また、医療リハビリでは身体機能の早期回復を促すのが目的ですが、訪問リハビリは生活機能の維持と向上を目指します。

●要支援の人は「介護予防訪問リハビリテーション」の利用が可能です。

自宅でリハビリテーションをおこなう

理学療法士、作業療法士、言語聴覚士が自宅を訪れ、主治医の指示書をもとにリハビリがおこなわれます。

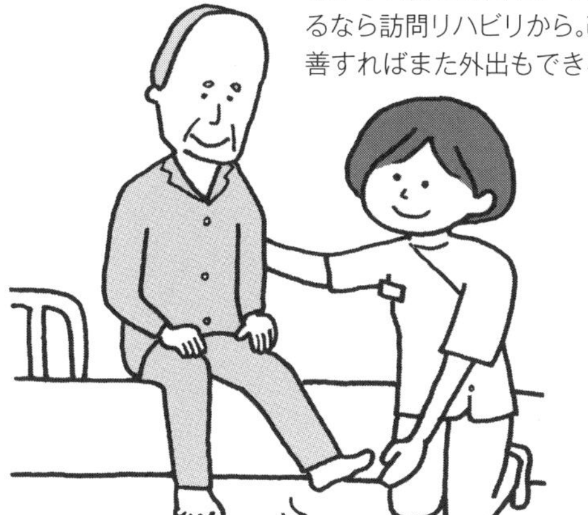

体が不自由で外出をいやがるなら訪問リハビリから。改善すればまた外出もできる

理学療法士
- ●マッサージ
- ●体操、運動
- ●電気刺激　など

作業療法士
- ●工作や手芸
- ●家事　など

言語聴覚士
- ●発声・発語の訓練
- ●飲み込みの機能訓練　など

アドバイス

医療保険でのリハビリは入院中に限られます。退院後は介護保険の利用を考えるとよいでしょう。入院していた医療機関で介護保険を利用しての訪問リハビリをおこなっていることがあるので確認を。

加算されるサービス

退院・退所後、または初めて要介護認定を受けてから短期集中（3ヵ月以内に受ける場合）などの加算がある。

来てもらう⑤　居

療養のしかたを管理してもらう

居宅療養管理指導

誰が来る？

医師、歯科医師
薬剤師
管理栄養士
歯科衛生士
など

対象は？

要介護1以上
要支援1、2

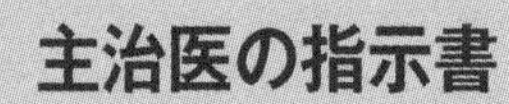

主治医の指示書

主治医の指示書が必要です。主治医とケアマネに相談して利用者の要望を伝え、担当の専門スタッフと内容を決めてもらいます。

専門職が日常生活のアドバイスをする

病院・診療所の薬剤師……月に2回まで
薬局の薬剤師……月に4回まで

薬剤師による服薬の指導

処方された薬を適切に服薬できているか管理するほか、服薬忘れの防止や服薬をしやすくするアドバイスをおこないます。

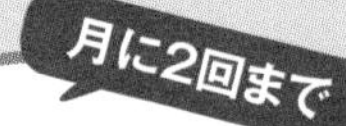

医師や歯科医師による療養上の指導や助言

利用者の健康状態の管理、在宅介護のアドバイス、歯科医師による口腔チェックもします。

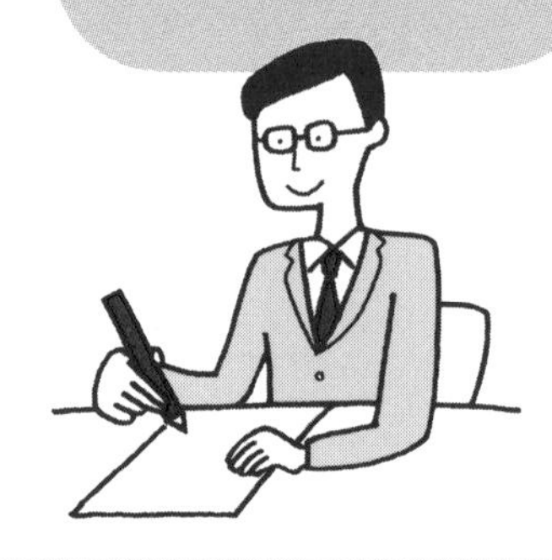

歯科医師	医師
516／回	514／回

●サービスにかかる費用は？

サービスの提供者によって利用料が異なる。利用回数の範囲内であれば、介護保険の支給限度額の枠外なので、限度枠を気にしてほかのサービスと調整する必要がない。

※単一建物居住者が１人の場合。表の数字は円でなく単位を示す

療養上の管理や指導をしてくれる

「居宅療養管理指導」は、少なくとも介護者や家族の助けがないと通院が難しい利用者に対し、自宅に医療の専門職が来て療養上の管理や指導をします。介護者や家族にも指導をおこないます。

サービス利用の条件は、主治医の指示書があり、さらに指導の内容をケアマネに情報提供すること。このサービスの利用料は支給限度額の枠外なのですが、ケアプランに組み込むことが推奨されていることもあって、ケアマネへの情報提供が条件となっているのです。

●要支援の人は介護予防の目的で利用できます。

往診や訪問診療とは違うもの

居宅療養管理指導とは、あくまで健康管理のためのサービスです。一方、往診や訪問診療は医療行為です。医療保険が適用されるという点が違います。

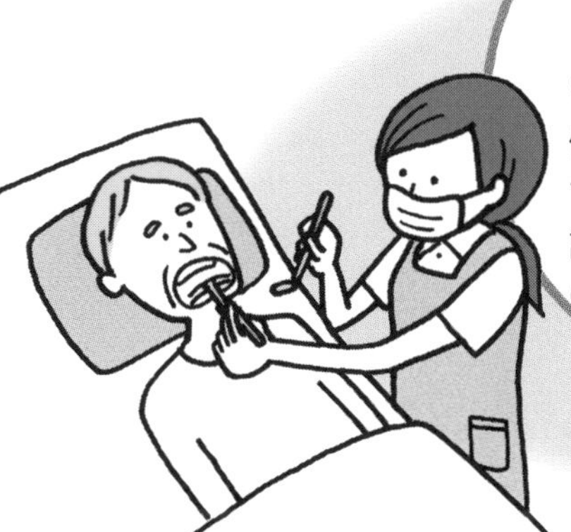

月に4回まで

歯科衛生士による口腔ケア

歯科医師の口腔チェックをもとに、口の中を衛生的・健康的に保つケアをします。むし歯や歯周病のほか、誤嚥(ごえん)性肺炎や感染症の予防のためにも重要です。

月に2回まで

管理栄養士による食事の指導・助言

高齢者に多い栄養の偏りや低栄養の改善、療養食のつくり方など、利用者の状態に応じた食事の指導、献立や調理法をアドバイスします。

歯科衛生士	管理栄養士	薬剤師
361／回	544／回*	病院・診療所から：565／回 薬局から：517／回

＊当該事業所以外の医療機関や介護保険施設、栄養ケア・ステーションなど、外部の管理栄養士が行う場合は１回につき524単位

来てもらう⑥ 地

24時間態勢でホームヘルパーや看護師が対応

定期巡回･随時対応型訪問介護看護

対象は?

要介護1以上

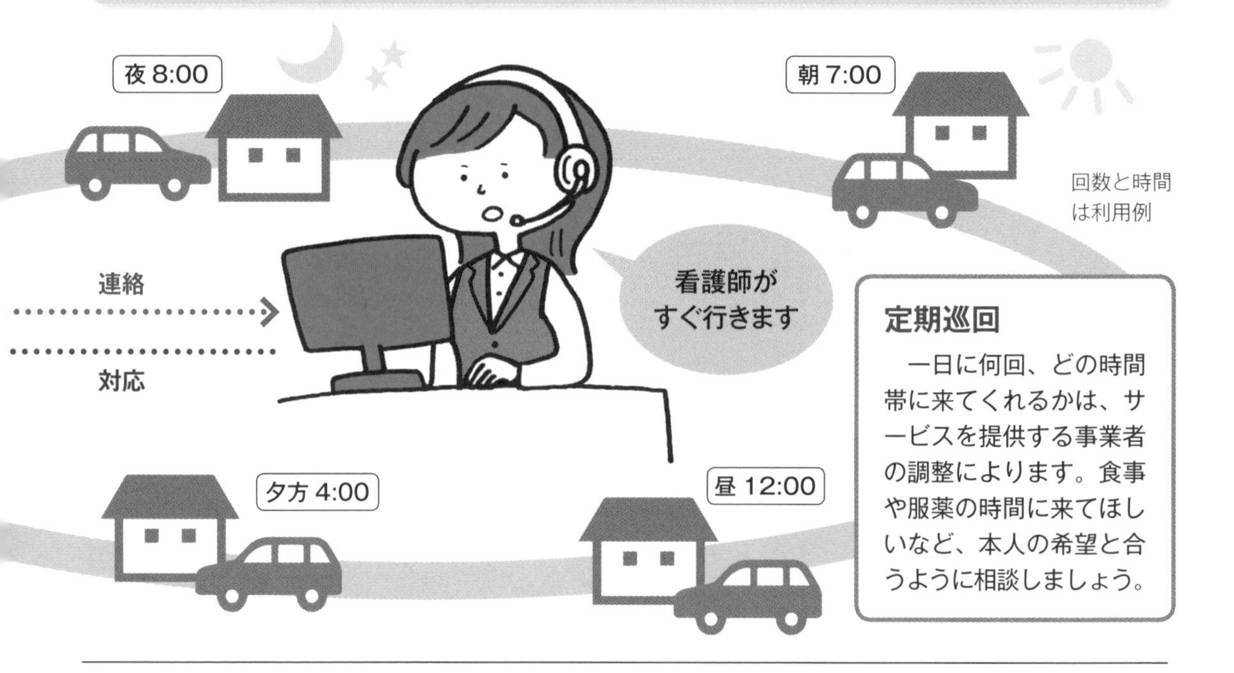

定期巡回

一日に何回、どの時間帯に来てくれるかは、サービスを提供する事業者の調整によります。食事や服薬の時間に来てほしいなど、本人の希望と合うように相談しましょう。

連携型／月	一体型／月	
5,697	8,312	要介護1
10,168	12,985	要介護2
16,883	19,821	要介護3
21,357	24,434	要介護4
25,829	29,601	要介護5

●サービスにかかる費用は?

利用料は1ヵ月ごとの定額制で、要介護度によって異なる。1つの事業者が介護と看護の両方を提供する「一体型」と、介護事業者と看護事業者が連携して提供する「連携型」でも異なる。また、緊急時訪問看護などで加算がある。

※連携型は介護のみの料金。表の数字は円でなく単位を示す

二四時間態勢で地域が見守る

「定期巡回・随時対応型訪問介護看護」は、自宅を訪問してもらい介護と看護の両方が受けられるサービスです。二四時間態勢で、定期巡回と随時対応のサービスがあるという点が特徴です。

定期巡回では、ホームヘルパーや看護師などが一日に数回、定期的に自宅を訪れ、食事や排泄、入浴の介護や療養上の世話などをおこないます。回数や時間帯は、サービス事業者の調整によります。

随時対応は、急な体調不良や何かトラブルがあったときなどに連絡(ケアコール端末などによる通報)すると、ホームヘルパーや看護師などが駆けつけて対応します。

二四時間態勢で対応してもらえるため、本人も介護者も不安が軽減されます。そのため、離れて暮らす家族の介護にこのサービスを利用するケースが増えています。

●要支援の人はこのサービスの利用はできません。

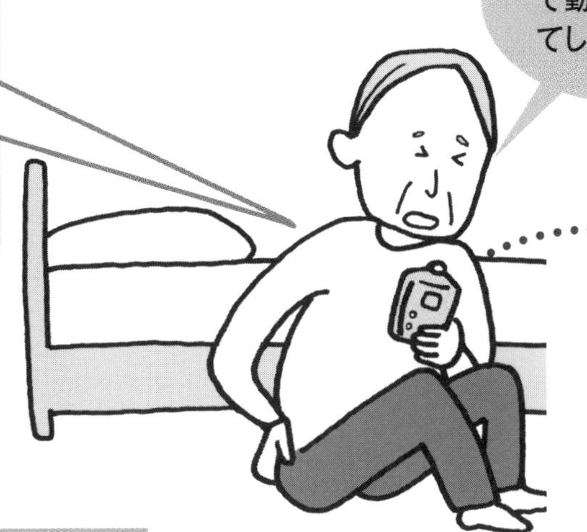
ベッドから落ちて動けなくなってしまいました

ケアコール端末が配られることも

スイッチを押すと、オペレーションセンターなどにつながる端末が配られる場合もあります。

急な事故などがあったとき、連絡できるところがあると心強い

随時対応

急な体調不良や転んで立てなくなったなど、緊急の連絡に対応して看護師などを派遣してくれます。

アドバイス

ひんぱんに介護が必要な人にとっては便利なサービスですが、地域密着型サービスですから、**実施していない市区町村もあります**。また、実施している地域でもサービス事業者が足りないのが実情です。

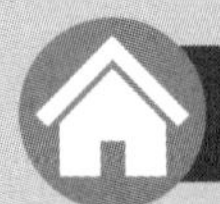

来てもらう⑦ 地

深夜から早朝までのサービス

夜間対応型訪問介護

対象は?

要介護1以上

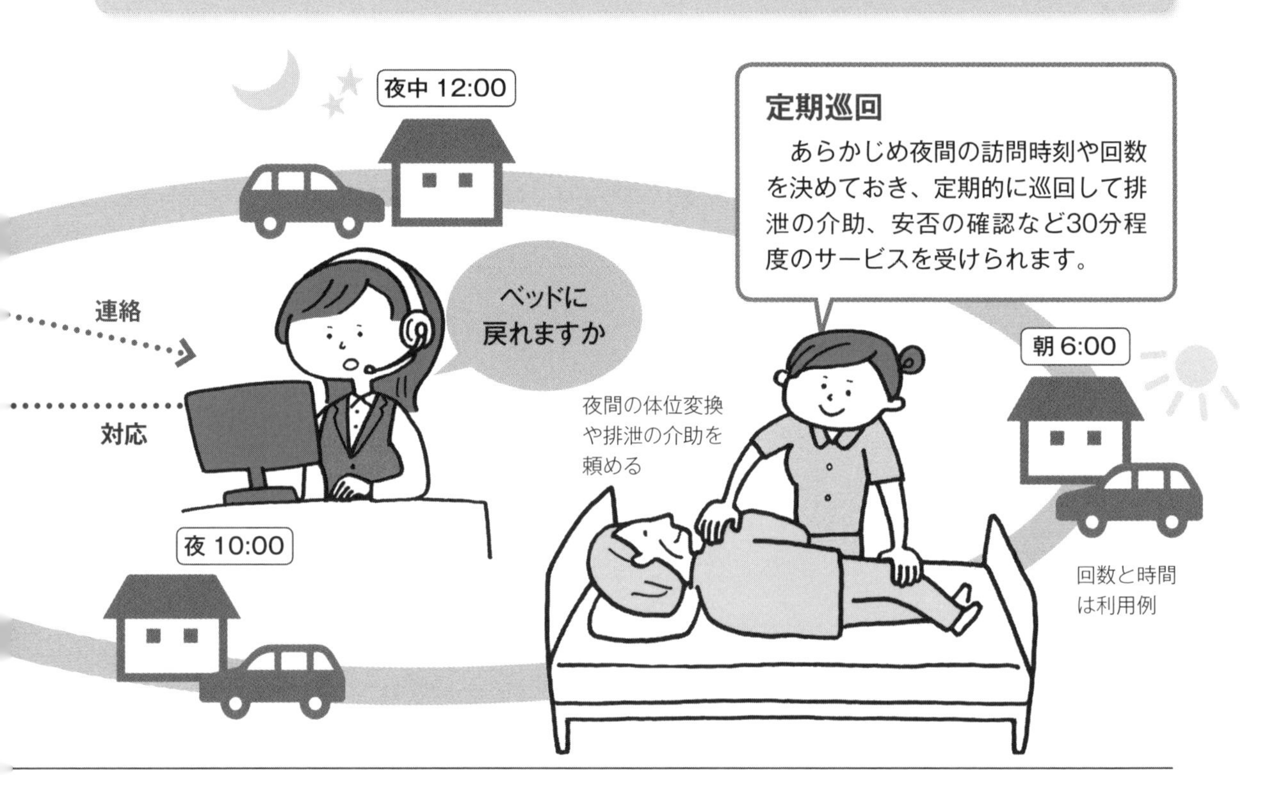

夜中 12:00
定期巡回
あらかじめ夜間の訪問時刻や回数を決めておき、定期的に巡回して排泄の介助、安否の確認など30分程度のサービスを受けられます。
ベッドに戻れますか
連絡
対応
朝 6:00
夜間の体位変換や排泄の介助を頼める
夜 10:00
回数と時間は利用例

オペレーションセンターがある		
随時訪問	定期巡回	基本サービス費
1人訪問：588／回 2人訪問：792／回	386／回	1,025／月

●サービスにかかる費用は?

オペレーションセンターが設置されている事業者かどうかによって異なる。設置されている場合は、基本サービス費に定期巡回または随時訪問の費用が加わる。

※表の数字は円でなく単位を示す

訪問介護サービスを夜間に提供

「夜間対応型訪問介護」は、名称どおり夜間に自宅へ来てくれて介護が受けられるサービスです。

サービス内容によって、定期巡回、通報による随時訪問、オペレーションセンターを介して調整・対応するオペレーションサービスなどがあります。

対応時間帯は、原則として夜一〇時〜朝六時まで。事業者によって幅があります。昼間もオペレーターがいるところは、日中も対応してくれる場合があります。

夜間の介護は介護者や家族には負担が大きいため、このサービスを利用することによって要介護度が高い人も自宅で生活できるメリットがあります。看護サービスはないので、比較的容態が安定している人に向いています。

ただ、現時点でまだ事業者数が少なく、全国で約二二〇しかないため、多くの人が利用できていないのが実情です。

Q オペレーションセンターとは?

利用者約300人に対し１ヵ所設置されています。利用者の通報を受け、必要な対応をします。オペレーターは看護師や介護福祉士、ケアマネなどの資格を持つ人が担当しています。

Q 使い分けは?

定期巡回・随時対応型訪問介護看護の随時対応（呼び出し）は回数によらず要介護度別の定額制ですが、夜間対応型訪問介護は呼び出し回数に応じた料金です。巡回を昼間も希望するか、看護も必要かということと併せて検討します。

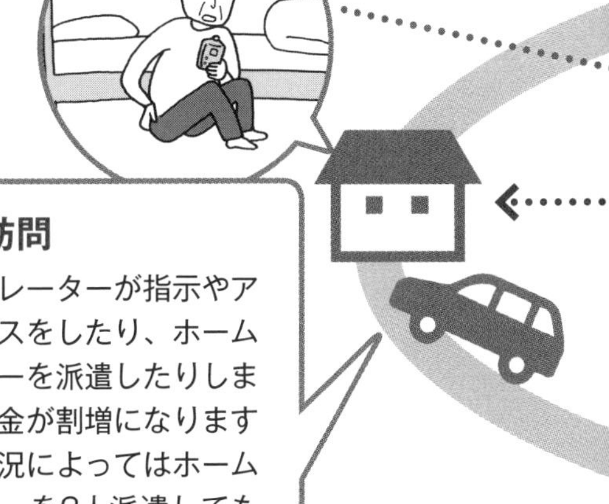

随時訪問

オペレーターが指示やアドバイスをしたり、ホームヘルパーを派遣したりします。料金が割増になりますが、状況によってはホームヘルパーを2人派遣してもらえます。

アドバイス

夜間対応型訪問介護をおこなっている事業者は少ないので、夜間の介護に困っている場合には、訪問介護（→P74）の夜間利用を検討してもよいでしょう。ただし、割増料金が必要です。

オペレーションセンターがない
基本サービス費
2,800／月

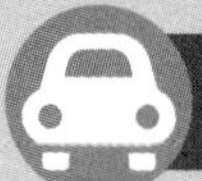

施設に通う① 居

食事や入浴などを楽しみながら

通所介護(デイサービス)

対象は?

要介護1以上

デイサービスのスケジュール例

サービス時間は3時間以上、1時間ごとに設定されていて、最長で14時間まで延長できます。

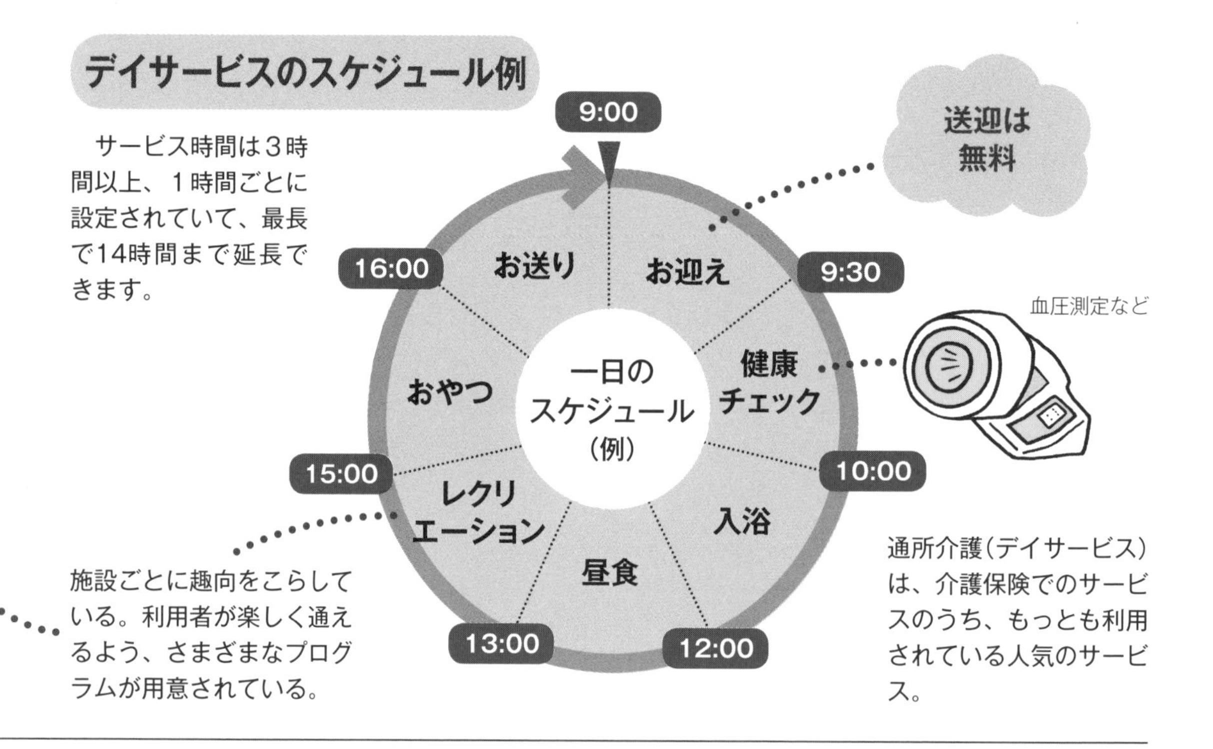

施設ごとに趣向をこらしている。利用者が楽しく通えるよう、さまざまなプログラムが用意されている。

通所介護(デイサービス)は、介護保険でのサービスのうち、もっとも利用されている人気のサービス。

8~9未満	7~8未満	6~7未満	5~6未満	4~5未満	3~4未満	(時間)	
666	655	581	567	386	368	要介護1	通常規模の場合
787	773	686	670	442	421	要介護2	
911	896	792	773	500	477	要介護3	
1,036	1,018	897	876	557	530	要介護4	
1,162	1,142	1,003	979	614	585	要介護5	

※表の数字は円でなく単位を示す

●サービスにかかる費用は?

施設の規模(通常規模・大規模)と要介護度、さらに利用時間によって料金が異なる。9時間以上の利用では、1時間ごとに50単位ずつ加算される。

食事や入浴など日中の生活をサポート

「通所介護」は「デイサービス」というほうが一般的でしょう。自宅から無料の送迎で施設に通い、そこで日中を過ごしながら食事や入浴、排泄の介護、機能訓練などを受けるサービスです。

サービスを利用することによって外出したり人と触れ合ったりする機会をもてるので、閉じこもりや孤立を防ぐことにもつながります。介護者にとっても一定の時間、介護から解放されるので休息や気分転換ができます。

デイサービスをおこなう施設としては、デイサービスセンター(通所介護施設)や介護老人福祉施設など。一定規模以上の施設には、介護職員や生活相談員のほかに、看護職員が配置されています。

●要支援の人向けの通所介護は、介護保険を利用しての居宅サービスではなく、市区町村がおこなう介護予防・生活支援サービス事業の通所系サービスを利用します。

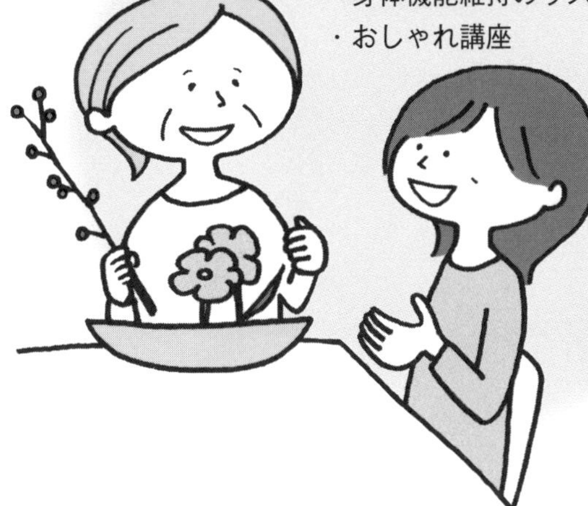
レクリエーションの例
・書道や陶芸など趣味のプログラム
・認知症予防の脳トレ
・身体機能維持のリズム体操
・おしゃれ講座

生け花などの手先・指先を使うレクリエーションは、楽しみながら脳の活性化にも役立つ

お泊まりデイ

お泊まりデイは、デイサービスを受けて、そのまま宿泊すること。宿泊費は介護保険を利用できず全額自己負担ですが､利用者が増えています。

地域密着型通所介護

小規模デイサービスともいいます。定員18人以下のデイサービスセンターなどで実施され、要介護1以上で利用できます。

アドバイス

施設によっては、夕食用に**お持ち帰り弁当サービス**があります。費用は自己負担ですが､低価格のことも多いので、調理に不自由を感じている人は相談してみては。

加算されるサービス

入浴の介助や個別の機能訓練を受ける場合、また、認知症の人の利用などは加算料金となる。ただし、送迎時における車椅子への移乗などの居宅内介助は、所定の条件でサービス提供時間に含まれる。

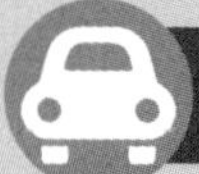

施設に通う② 居

自立を目指してリハビリを受ける
通所リハビリテーション（デイケア）

対象は？
要介護1以上
要支援1、2

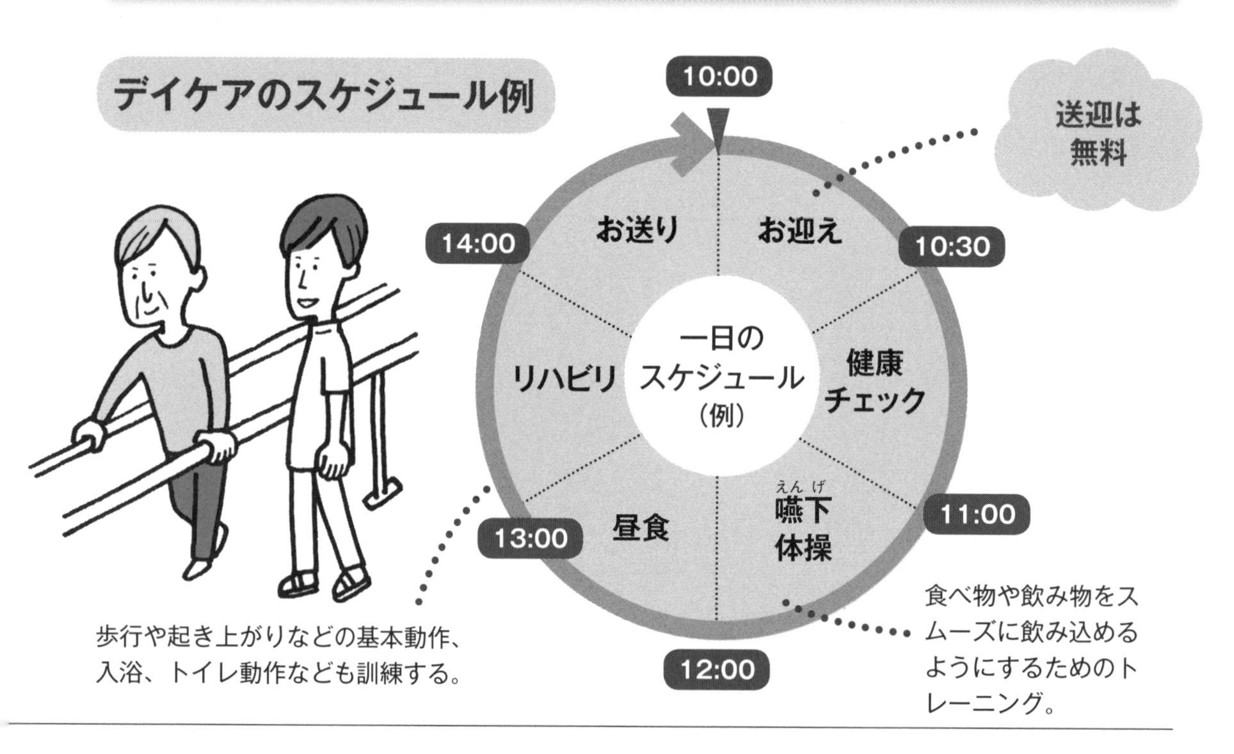

4~5未満	3~4未満	2~3未満	1~2未満	（時間）	
549	483	380	366	要介護1	通常規模の場合
637	561	436	395	要介護2	
725	638	494	426	要介護3	
838	738	551	455	要介護4	
950	836	608	487	要介護5	

●サービスにかかる費用は？

医療機関か介護施設かによる違いはないが、施設の規模、要介護度、利用時間によって異なる。

※表の数字は円でなく単位を示す

リハビリがメインの通所系サービス

「通所リハビリテーション（通所リハビリ）」は、一般的に「デイケア」といわれます。デイサービス（↓P88）と同じく、施設に通って受けるサービスですが、違いはリハビリテーション中心のプログラムであること。主治医の指示によって受けるのが前提です。

病院、診療所または介護老人保健施設に通い、そこで理学療法士や作業療法士、言語聴覚士などの専門スタッフによって身体機能回復訓練や日常生活動作訓練を受けます。利用者の状態に応じて、個別訓練や集団訓練を組み合わせたリハビリテーション実施計画に沿って進められます。

通所リハビリ施設には専任の常勤医師が配置されているので、体調管理が必要な場合も安心です。

なお、通所リハビリは医療保険のリハビリと併用はできません。

●要支援の人は介護予防の目的で利用できます。

アドバイス

❶デイケアはデイサービスより、おこなっている施設の数が少なく、時間も短い傾向があります。まずデイサービスを受けることを考えるほうがよいでしょう。加算されますが、デイサービスでも個別の機能訓練は受けられます。

❷サービスを受ける前に、施設の雰囲気やプログラムの内容が本人に合っているかどうか、家族が見学に行くことをおすすめします。これはデイサービスでも同じこと。もしできれば、本人が体験利用をしてみるのもよいでしょう。

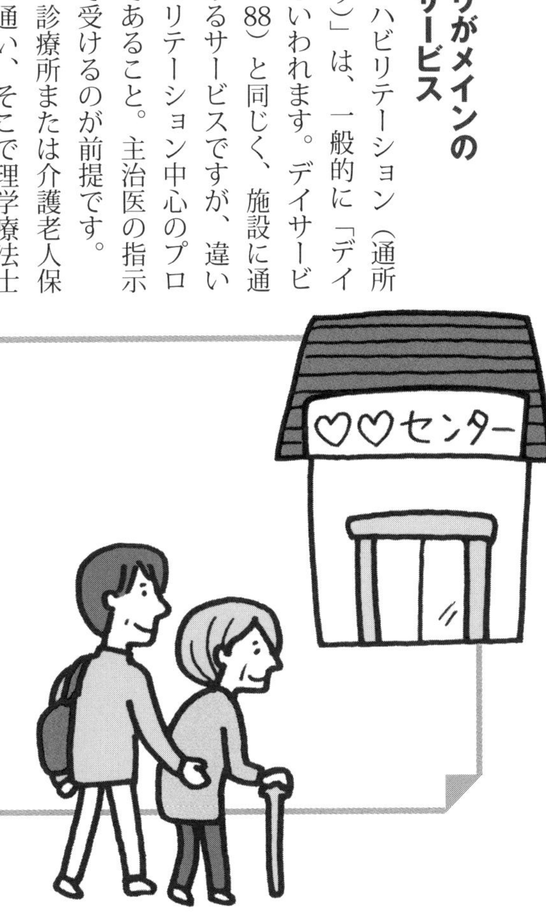

加算されるサービス

退院・退所後または初めて要介護認定を受けてから短期集中（3ヵ月以内に受ける場合）などで加算になる。リハビリだけでなく入浴もすると加算。ただし、送迎時における車椅子への移乗などの居宅内介助は、所定の条件でサービス提供時間に含まれる。

7~8未満	6~7未満	5~6未満
757	710	618
897	844	733
1,039	974	846
1,206	1,129	980
1,369	1,281	1,112

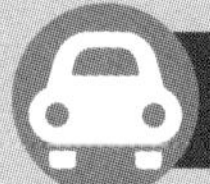

施設に通う③ 地

認知症に限定したデイサービス

認知症対応型通所介護

対象は？

認知症のある
要介護1以上
要支援1、2

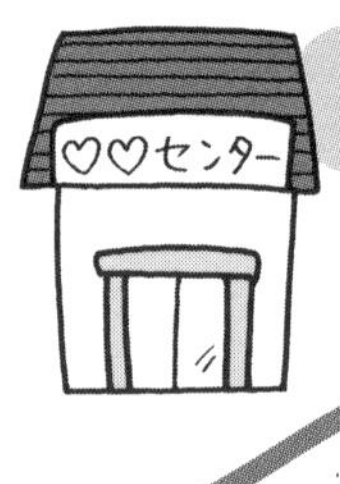

施設のタイプは3つ

自宅から通う施設は３タイプあります。いずれの場合も、送迎サービスがついています。

自宅

単独型
民家などを専用の施設として、サービスが提供される。宅老所とよばれることもある。

併設型
医療機関、介護老人福祉施設（特別養護老人ホーム）、介護老人保健施設（老健）などに併設されている。

共用型
グループホーム（→Ｐ113）のリビングや食堂といった共用スペースを利用して、サービスが提供される。この場合は定員３人。

加算されるサービス

個別に機能訓練を受けた場合、入浴介助を受けた場合などは加算される。

例

- 単独型の施設利用
- 要介護3
- 7～8時間未満利用

1，208単位

●サービスにかかる費用は？

利用料は単独型か併設型か共用型かによって異なり、要介護度と利用時間によってサービス単価が設定されている。

認知症の人がなじみやすい工夫がされている

認知症のある人には、一般の通所介護（デイサービス）では施設が対応していないことや、本人がなじめないことがあります。「認知症対応型通所介護」は、認知症の人に限定したサービスです。

自宅から通う施設は三タイプありますが、いずれも定員一二人以下と小規模。家庭的な雰囲気で過ごすことができます。

利用の条件は、認知症と診断されていることです。市区町村によっては、自立や歩行、排泄など日常生活を送ることができるかどうかをみる「認知症高齢者の日常生活自立度」を確認します。

地域密着型サービスなので、そのほかの利用条件や料金は一様ではありません。しかし、一般のデイサービスよりも料金はやや高めです。

●要支援でも認知症と診断されていれば、介護予防を目的とした利用ができます。

認知症の人に限定したケア

プログラムをこなすというより、本人が過ごしやすいことが重視されます。レクリエーションには、一般の通所介護（デイサービス）にはみられないような工夫がされています。

例えば、認知症の人は昔のことはよく覚えていたりするので、昔の道具やおもちゃなど懐かしくなるようなものが用意されています。これは「思い出療法」といいます。

両手や道具を使い、植物を育てる「園芸療法」は、脳を活性化する効果が期待できる

アドバイス

❶認知機能は低下していても、感情はあります。本人が楽しく通える施設を選びたいもの。なじみの人ができることも、通いつづけられる動機になるでしょう。

❷介護保険制度では、介護する人・される人を地域で支えることをめざしています。認知症の人が増えている現代、「認知症対応型通所介護」は、今後、認知症の人を地域で支えていくための切り札となるサービスとして期待されます。

コラム

介護する人は自分の心身の健康も大切に

介護疲れから介護うつになる人も

介護が始まったばかりのときは慣れない介助にとまどったり、困惑したりの連続です。肉体的な疲労もあるでしょう。そして、介護生活が長引くにつれ、しだいに「先が見えない」「休めない・眠れない」といったストレスが積み重なってきます。

こうした影響からか、厚生労働省の報告*によると、介護者の四人に一人がうつ状態にあるといわれています。介護うつには誰もがなる可能性がありますが、なかでも真面目で責任感が強い人ほどリスクが高まります。

一人でがんばらず助けを求めて

介護うつを予防するには、がんばりすぎないことがポイントです。そのためには自分の疲れやストレスに気づき、自分で限界を見きわめることが大切です。周りも、介護者が孤独になって、一人で責任を背負い込む状況にならないようにします。

最も大事なのは、介護者も周囲に助けを求めること。介護は一人ではできません。他人に迷惑をかけるなどと遠慮せず、困ったらSOSを発するようにしましょう。

仕事を辞める前に続けられないか相談を

近年問題になっているのが、介

こんな症状が出たら注意

- □意欲がない
- □人と会いたくない
- □食欲がない
- □イライラしやすい
- □眠れない
- □死にたいと思う

これらはうつのサインです。一人で抱え込まないで、すぐに誰かに相談するか、かかりつけ医に診てもらいましょう。

＊「介護者のうつ予防のための支援の在り方に関する研究」2006年／厚生労働省

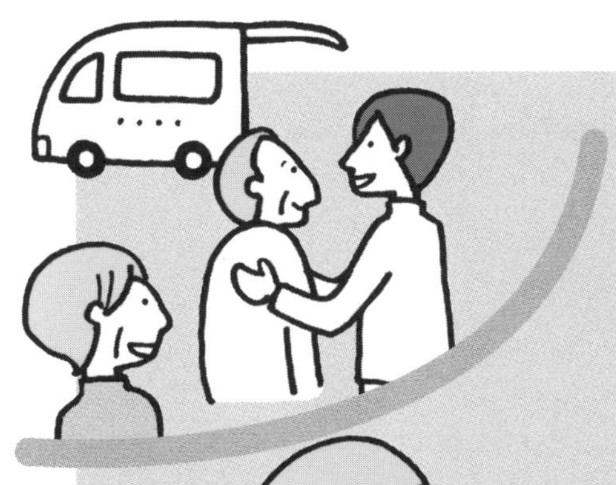

介護する相手がデイサービスに行っている間は、自分の自由時間と考えてリフレッシュを心がける

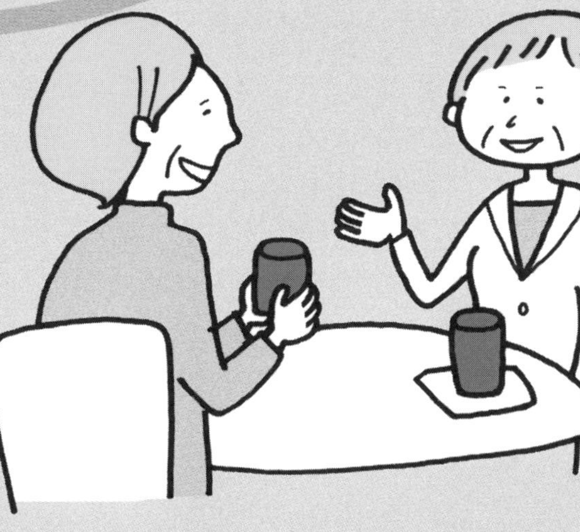

護のために仕事を辞める「介護離職」が増えていることです。

仕事を辞めることで介護に十分な時間を割けるというメリットはありますが、経済的な面では毎月の収入減だけでなく、将来的には自分の年金収入も減ってしまうというリスクがあります。

仕事を辞める前に、まず相談してください。企業には「育児・介護休業法」という法律によって、介護支援制度を設けて労働者を支援することが求められています。介護をしながらできるだけ仕事を続けることを考えましょう。

サービスを使って休息できる時間をつくる

介護疲れや介護うつなどから介護する人を守り、積極的にケアする取り組みもあります。「レスパイトケア」といって、介護者がふだんの介護生活から離れて休息できるようにするサービスです。〝疲れたから休みたい〟という理由での使用をためらう人も多いのですが、無理をすると介護者が倒れてしまいます。遠慮せずにもっと活用しましょう。

ケアマネに相談するなど、プロの手を借りて介護者の負担を減らしましょう。

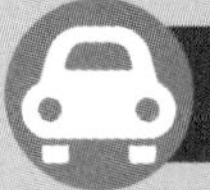

施設に宿泊①　居

短期間宿泊して機能訓練などを受ける

短期入所生活介護/短期入所療養介護(ショートステイ)

対象は?

要介護1以上
要支援1、2

短期入所療養介護

介護老人保健施設（→P111)、療養病床をもつ病院・診療所を利用します。また、介護療養型医療施設・介護医療院（→P112）は、医療や看護が重点的に必要な人が入所している施設なので、空いているベッドがあれば利用できます。

- **介護老人保健施設**(老健)
- **介護療養型医療施設・介護医療院**

短期入所生活介護

ショートステイ専門の「単独型」の施設と、介護老人福祉施設(特別養護老人ホーム→P110)などに設置された「併設型」があります。併設型では、長期入所の人とは別のフロアや別の部屋に宿泊します。

- **単独型**
- **併設型**

予約は1～3ヵ月前を目安に

短期入所療養介護	短期入所生活介護
例 ●介護老人保健施設 ●多床室（基本型） ●要介護5 1,045単位／日	例 ●単独型 ●ユニット型個室 ●要介護3 881単位／日

●サービスにかかる費用は?

施設や部屋のタイプ、要介護度、宿泊日数によって料金が異なり、生活介護か療養介護かによっても違う。別途、食費や滞在費などの自己負担額（→P59）がかかる。

短期間泊まって サービスを受ける

何らかの事情で一定の期間、自宅での介護ができないときに利用できるサービスがあります。

「短期入所生活介護」は、介護保険施設（→P110～112）などに一泊二日から連続三〇日以内の期間で入所し、サービスを受けるものです。

日常生活の援助が中心となる短期入所生活介護のほかに、医師や看護師によるケアや機能訓練などが受けられる「短期入所療養介護」もあります。どちらも通称は「ショートステイ」です。

本人の体調が一時的に悪化するなど自宅での介護が難しいとき、介護者や家族が冠婚葬祭などで家を空けなければならないとき、また介護者や家族の休息のためとしても利用できます。人気のサービスで数カ月待ちという施設もあるので、早めに予約しましょう。

●要支援の人は介護予防の目的で利用できます。

部屋のタイプ

従来型個室

居室が個室なので、プライバシーが守られる。食堂や浴室、機能訓練は共用スペース。洗面所とトイレは個室内にある場合がある。

多床室

医療施設に多いタイプで、１部屋あたり４床以下の相部屋。機能訓練、食堂、浴室などは共用。

ユニット型個室

10人ほどを１つのユニット（生活単位）とし、台所や食堂、浴室は共用で、居室が個室になっている。

ユニット型個室的多床室

設備やサービスはユニット型個室と同じだが、居室スペースが間仕切りなどで仕切られ、完全な個室にはなっていないタイプ。

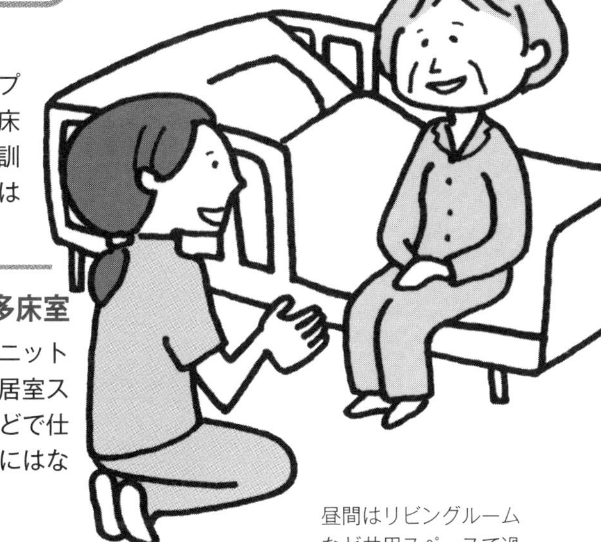

昼間はリビングルームなど共用スペースで過ごし、夜は個室や相部屋のベッドで寝る

ユニット型とは

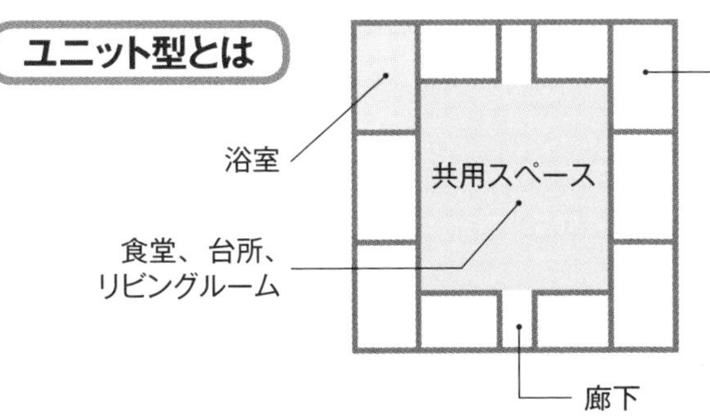

トイレは個室内にある施設と共用になっている施設がある

施設に宿泊② 地

来てもらう、通う、宿泊のセットサービス

小規模多機能型居宅介護/看護小規模多機能型居宅介護

対象は?
小規模多機能型居宅介護……要介護1以上、要支援1、2
看護小規模多機能型居宅介護……要介護1以上

小規模多機能型居宅介護

通い

宿泊

訪問

登録人数に制限がある

原則として、登録定員は29人。通いの定員は1日あたり18人、宿泊の定員は1日あたり9人まで。

小規模多機能型居宅介護／月			
24,593	要介護4	10,423	要介護1
		15,318	要介護2
27,117	要介護5	22,283	要介護3

●サービスにかかる費用は?

要介護度、利用者がこのサービスを提供する建物に併設された施設に居住しているかどうかによりサービス単価が異なる。サービスの種類や回数に関係なく１ヵ月の定額制だが、限度額内に収まるようにケアプランを立てる。

※表は併設施設等に居住していない人の費用。表の数字は円でなく単位を示す

一つの事業者で二つ以上のサービスを組み合わせる

「小規模多機能型居宅介護」と「看護小規模多機能型居宅介護」は、いずれも規模の小さな施設による地域密着型サービスです。

小規模多機能型居宅介護も看護小規模多機能型居宅介護も、一つの事業者と契約するだけで、「通い」を中心として、宿泊や訪問をセットで利用できます。本来、介護サービスを利用するには、サービスごとに事業者と契約するのですが、その必要がありません。

また、看護小規模多機能型居宅介護は、主治医の指示で訪問看護も利用できます。

小規模でスタッフと顔見知りになりやすい、サービスがセットという点から、認知症の人や一人暮らしの人に向きます。その反面、使うサービスが少ないと割高になることも。よく検討しましょう。

●要支援の人は「介護予防小規模多機能型居宅介護」を利用できます。

訪問看護がプラスされると

看護小規模多機能型居宅介護

⋮

環境の変化が少ないので認知症の人におすすめ

1つの事業者でさまざまなサービスを利用できるので、顔なじみのスタッフにケアしてもらえる安心感があります。特に環境やスタッフの変化にうまくなじめない認知症の人におすすめです。

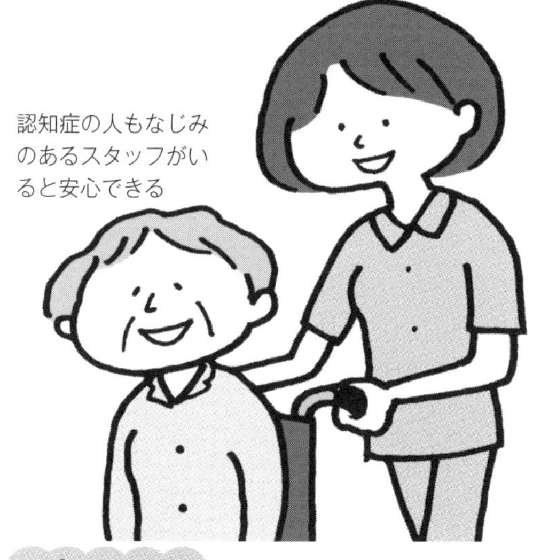
認知症の人もなじみのあるスタッフがいると安心できる

アドバイス

❶一人暮らしをしている高齢者や、老老介護をしている人にも向いているサービスです。
❷ケアプランは利用する事業者のケアマネが作成することになります。これまでつきあいのあったケアマネとはお別れということに。

看護小規模多機能型居宅介護／月			
要介護1	12,438	要介護4	27,747
要介護2	17,403		
要介護3	24,464	要介護5	31,386

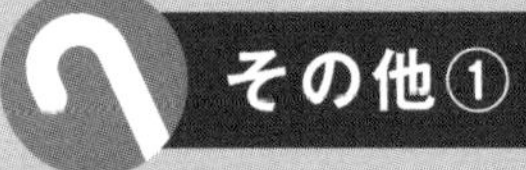

その他① 居

福祉用具のレンタルと購入

福祉用具貸与/特定福祉用具販売

対象は?

要介護1以上
要支援1、2

介護保険でレンタルできるもの

要介護2以上

- 車椅子
- 車椅子付属品（クッションやパッド、電動補助用品など）
- 介護用ベッド
- 介護用ベッド付属品（マットレス、ベッド用手すりなど）
- 床ずれ防止用具（空気マット、ゲルやシリコンなどでできた体圧を分散させる効果がある全身用マット）
- 体位変換器（体の向きを変える装置）
- 手すり ●スロープ ●歩行補助杖　など

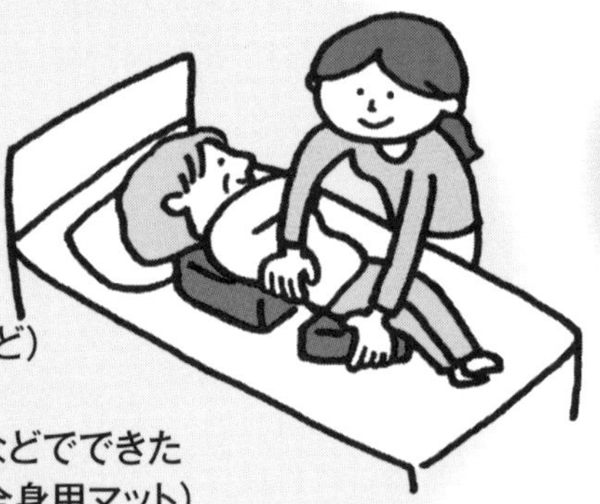

体の下に入れて、寝る向きを変えるパッドも体位変換器の一つ

要介護1、要支援1、2

- 手すり ●歩行補助杖
- 歩行器 ●スロープ

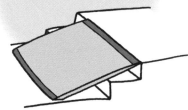

レンタル 月ごとに利用料を支払う

毎月の支給限度額の範囲内に収まるようにケアプランを立て、自己負担額を毎月支払う。利用料は事業者によって異なるが、国が商品ごとの全国平均貸与価格と、貸与価格の上限を公表しており、事業者はその平均貸与価格と自社の利用料の両方を提示してくれる。

●サービスにかかる費用は?

福祉用具は、レンタルか購入かによって支払い方法が異なる。

ケアマネと相談して決める

「福祉用具」とは、歩行器、車椅子、介護用ベッド（特殊寝台）などの用具や機器のことです。

福祉用具にはレンタルするものと購入するものがあり、レンタルは要介護度別の支給限度額の枠内に含まれ、購入するものは枠外となります。まずケアマネに相談しましょう。どちらの場合も、利用目標や具体的な用具の機種、その機種を選んだ理由などを記載した「福祉用具サービス計画書」という書類を作成し、指定を受けた事業者に申し込みます。

指定を受けた福祉用具事業者には二人以上の「福祉用具専門相談員」がおり、福祉用具のレンタルや購入に関するアドバイスなどをおこなっているので、相談するとよいでしょう。

●要支援の人は、レンタルの場合、用具の種類は限定されていますが、介護予防の目的での利用が可能です。

介護保険で購入できるもの

福祉用具のうち、入浴や排泄などで使用するものは直接肌に触れるので「特定福祉用具販売」といって利用者が購入することになっています。

- ●ポータブルトイレ
- ●自動排泄処理装置の交換可能部品
- ●入浴補助用具（すのこ、浴槽用の手すりなど）
- ●簡易浴槽
- ●移動用のリフトのつり具部分　など

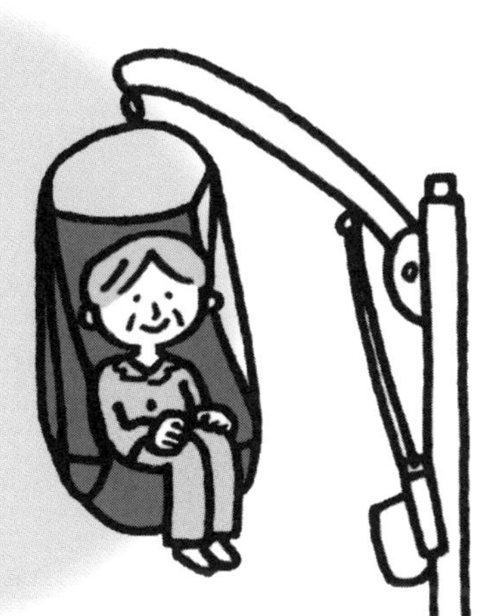

支給申請書が必要

購入費用は全額自己負担で支払った後、「福祉用具購入費支給申請書」を市区町村の担当窓口に提出すると、自己負担額1～3割を差し引いた金額が払い戻されます（償還払い）。

購入 支給限度額の枠外で、10万円まで使える

購入にかかる費用は要介護度に応じた支給限度額の枠外で、1年間（4月～翌年3月）の総額が10万円と決まっている。また、購入できるのは同一年度内で1品目あたり原則1回となっている。

その他②

自立に向けてバリアフリーに
住宅改修

対象は?

要介護1以上
要支援1、2

対象になる住宅改修

扉を開けやすくする

ドアノブを操作するのが困難な場合は、操作が楽なドアノブに取り替えたり、引き戸に替えたりします。

便器の取り替え

立ち座りの動作が楽にできるように、和式便器から洋式便器に取り替えます。

床をすべりにくくする

転倒予防のため、床材をすべりにくいものに取り替えたり、すべり止めを設置します。

手すりの取り付けのための壁の補強など、これらに伴って必要となる工事も介護保険を利用できる

手すりの取り付け

転倒予防や移動の介助のため、廊下や段差のある場所、トイレ、浴室などに取り付けます。

段差の解消

居室の入り口、玄関、トイレや浴室などに段差がある場合は、スロープを設置します。

業者は数社を比較検討して決める

　トイレや浴室に手すりをつけたり、段差にスロープを設置したりするなど、バリアフリーにして利用者が安全に生活しやすくするための住宅の改修には、介護保険によって改修費用が支給されます。

　利用を希望するときは、まずケアマネや理学療法士などに相談して、現状だけでなく、将来を見据えたリフォームを考えます。

　業者は候補をいくつか挙げて、見積もりをとって比較検討しましょう。業者が決まったら、工事を始める前に「住宅改修費支給申請書」を市区町村の担当窓口に提出します。申請前に工事を開始すると、支給が認められない場合があるので注意しましょう。

　工事終了後は、工事内容を証明する領収書や費用の内訳書、改修前後の写真などを添えて提出すると支給が認められます。

●要支援の人は介護予防の目的で利用できます。

賃貸でできる？

　家主の許諾が得られれば可能です。ただし、転居や退去する際に原状回復の必要があり、その費用は全額自己負担になります。賃貸で住宅改修がしづらいときは、ケアマネに相談してみましょう。

新築工事中でも利用できる？

　新築工事中に手すりやスロープの設置などに介護保険を利用することはできません。ただ、工事が終了した後であれば新築住宅であっても対象になり、介護保険を利用できます。

業者はどう選ぶ？

　業者はできるだけ２社以上から見積もりをとって検討します。改修工事はあとでやり直しが大変なので、技術のしっかりした業者を選びます。ケアマネの情報や知り合いからの口コミなどを参考にして決めましょう。

●サービスにかかる費用は？

要介護度にかかわらず定額で、１人につき工事費用の合計が20万円まで。償還払いとなり、工事終了後の申請手続きをした後、自己負担額を差し引いた額が払い戻される。なお、別の住宅に引っ越したときや、要介護度が３段階以上上がったときは、新たに20万円の枠を利用できる。

コラム

ホームヘルパーには「やってはいけないこと」がある

できないんです

●本人以外への援助
家族の分の布団干し・洗濯
家族全員の食事づくり
家族との共用部分の掃除
来客の応対　など

●やらなくても日常生活に支障がないこと
日用品以外の買い物
犬の散歩／庭の掃除・草むしり
理髪店・美容院への付き添い
カラオケなど娯楽の付き添い
留守番　など

●日常の家事の範囲を超えること
家具の移動／おせちづくり
大掃除（窓拭きなど）　など

●貴重品の取り扱い＊1
預貯金の引き出し＊2
現金やカードの管理　など

●医療行為＊3
床ずれの処置
インスリン注射　など

提供できるサービスは介護保険制度で決まっている

生活援助は家事代行ではないし、あくまでも要介護者本人への援助です。本人ができることは自分でやって、できないところを援助してもらうものです。

家族と同居している場合、家族ができることはホームヘルパーには頼めません。市区町村によっては、家族が同居していると生活援助じたいを頼めないこともあります。ですから「できません」と言われても、そのホームヘルパーが「冷たい人」「怠け者」というわけではないのです。

疑問に感じたら尋ねてみましょう。納得できなければ、サービス事業者に連絡します。

相性もあるでしょうが、ホームヘルパーと信頼関係を築くほうが、サービスを受ける本人のためになります。まず、「ヘルパーさん」ではなく「○○さん」と名前で呼ぶことから始めましょう。

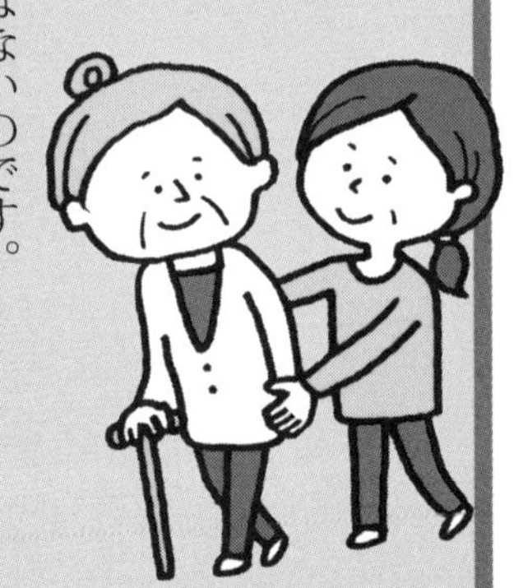

＊1：お金を預かって買い物をしてきてお釣りを渡すのはできる　＊2：本人同行ならヘルパーが代行できる
＊3：体温や血圧測定はできる。一定の研修を修了した人はたんの吸引、経管栄養ができる

5

施設で暮らしながら介護サービスを受ける

要介護度が上がってくると、自宅での介護が困難になることがあります。
また、家族の都合で自宅での生活ができないこともあります。
こんなときは施設に入所して、介護サービスを受けながら生活する方法があります。
施設の種類と特徴について解説します。

施=施設サービス
地=地域密着型サービス

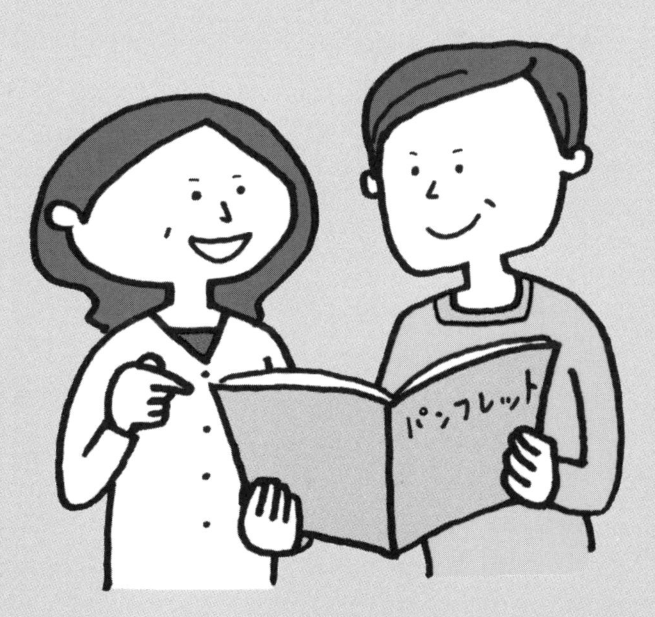

施設の種類

介護保険施設と、それ以外の介護施設等

要介護度が高いときや何らかの事情で自宅での介護が難しくなった場合は、施設に入所して介護を受けながら生活するという選択肢があります。

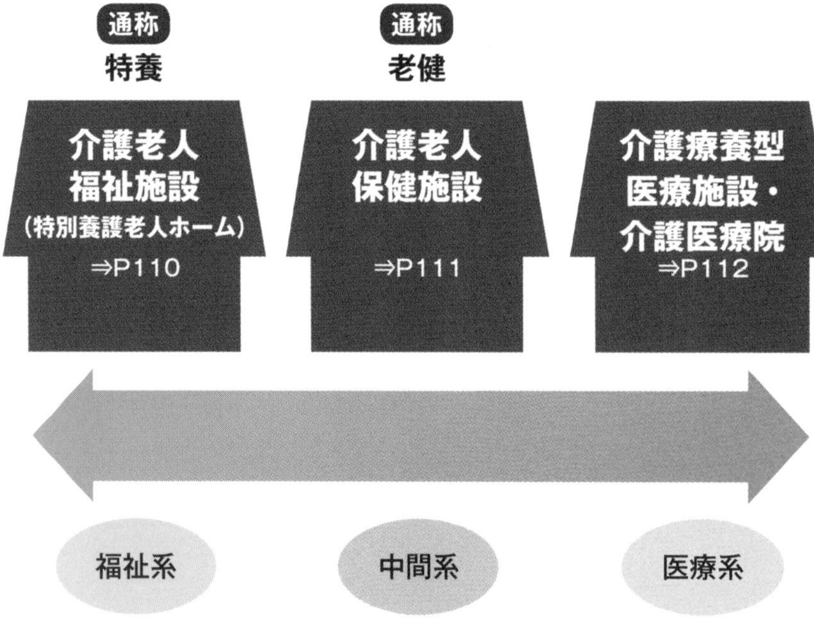

「介護保険施設」は要介護の人が対象

介護保険での施設サービスというと、介護保険施設に入所してサービスを受けることをいいます。その介護保険施設は「介護老人福祉施設」、「介護老人保健施設」、「介護療養型医療施設・介護医療院」の三種類。いずれも、要支援の人は利用できません。

いっぽうで、近年は介護保険施設以外の施設も増えています。そのなかには、介護保険を利用したサービスを包括的に受けられる＊「特定施設」もあります。これは介護保険法に基づく基準を満たし、都道府県などから指定を受けた施設で、要支援の人も介護予防の目的でサービスを受けられます。

＊主に一般型の場合

介護保険施設は3種類

介護保険を使って入所できる介護保険施設は３種類です。医療・看護が受けられる医療系、日常生活を送る福祉系、その中間系という特徴があります。

福祉系	中間系	医療系
通称 特養	通称 老健	
介護老人福祉施設（特別養護老人ホーム）	介護老人保健施設	介護療養型医療施設・介護医療院
⇒P110	⇒P111	⇒P112

介護保険を利用できる高齢者向け施設もある

介護保険施設以外にも、さまざまなタイプの高齢者向け施設があります。なかには、介護保険を利用したサービスを受けられるところも。

- シルバーハウジング ⇒ P116
- 生活支援ハウス ⇒ P116

など

↓

受けられるサービス

訪問系や通所系など外部の介護サービスを利用することは可能。都道府県や市区町村からの助成がある施設も。

- 有料老人ホーム⇒ P114
- サービス付き高齢者向け住宅（サ高住）⇒ P115
- 養護老人ホーム⇒ P116
- 軽費老人ホーム（ケアハウス）⇒ P116

特定施設に指定されない場合 → 左の「受けられるサービス」へ

一定の基準を満たした施設が指定される ↓

特定施設

↓

受けられるサービス

- **特定施設入居者生活介護**

上記の４つの施設のうち「特定施設」と指定された施設に入居している人が、介護保険を利用して受けられる。定員29人以下の施設では「地域密着型特定施設入居者生活介護」になる。

認知症の人が小人数で一緒に生活するためのケア付き住居

↓

受けられるサービス

- **認知症対応型共同生活介護**（グループホーム）⇒ P113

上記の特定施設に入居した場合、介護保険を利用したサービスをどこから提供されるかは、２通りあります。

外部サービス利用型

ケアプランの作成、生活相談、安否確認などの基本部分のみを施設が提供し、それ以外の介護・看護、リハビリ、福祉用具貸与などのサービスは、施設が契約している外部事業者が提供します。

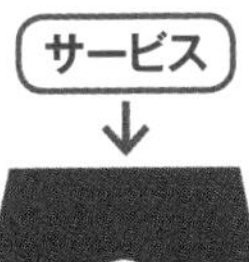

一般型

ケアプランの作成から、生活相談、安否確認、食事・入浴・排泄の介助、リハビリ、療養上のケアなどをすべて施設が提供します。

施設を選ぶときのチェックポイント

施設に入所する場合、在宅で介護生活を続けるより費用がかかります。場合によってはそこが終の棲家となることも考えられます。契約する前のチェックポイントを知り、十分に検討して失敗のないように選びましょう。

契約するまでの3ステップ

施設への入所には、事前の調査、実地見学、契約の３ステップがあります。

調べる

施設のホームページをチェックしたり、パンフレットを取り寄せたりして、運営方針や規模、スタッフの人数、居室の広さ、入所・退所の条件、入所費用などを調べます。ロコミの評判や知り合いからの情報も参考になります。

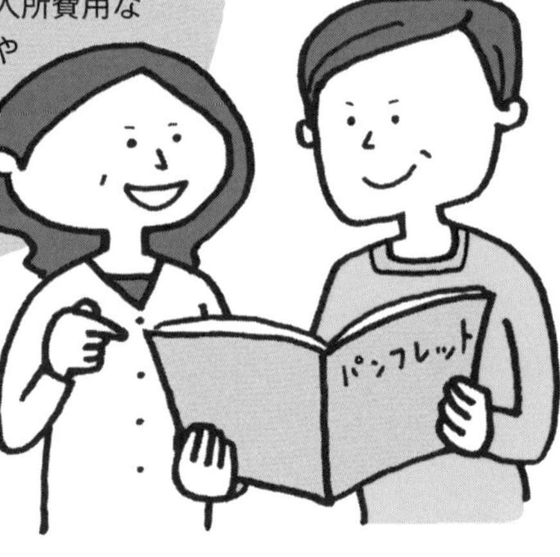

不明な点は問い合わせるか、実地見学の際に必ず確認する

「介護　公表」で検索すると、介護事業所の情報が見られる

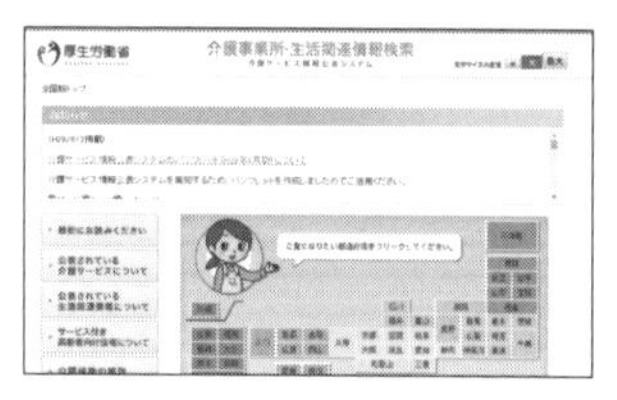

「介護サービス情報公表システム」(厚生労働省)では、都道府県ごとに事業所を検索できます。「介護　公表」で検索しましょう。

直接足を運び、設備や雰囲気を確認する

施設の様子を知るには、ホームページやパンフレットなどの情報だけではわからない部分がたくさんあります。必ず本人か家族が現地に足を運んで見学させてもらい、気になることや疑問点は質問して解決しておくようにします。

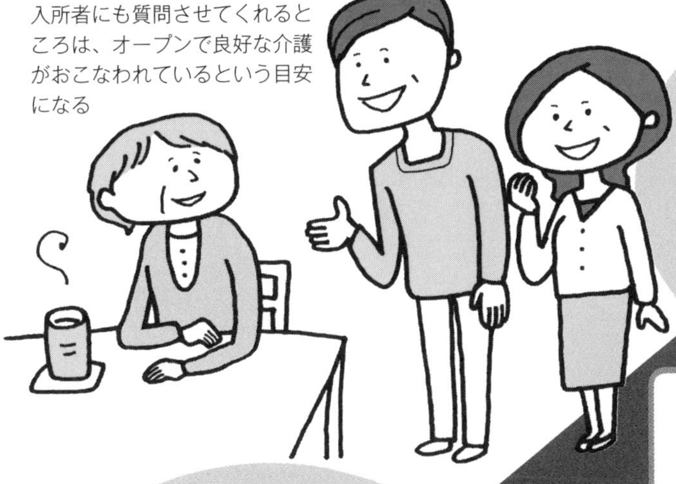
入所者にも質問させてくれるところは、オープンで良好な介護がおこなわれているという目安になる

事前に連絡をとり、見学する

見学申し込みの連絡をしたときの対応も参考になります。また、見学の際には自由にどこでも見せてもらえるかが重要です。有料老人ホームは体験入居もできます。

チェックポイント

施設
- 居室は住みやすそうか
- 共用スペースの居心地はよさそうか
- 浴室やトイレはきれいか
- 悪臭はないか

生活
- 食事はおいしそうか
- 嚥下食など、利用者に合った食事か
- 私物はどの程度持ち込めるか
- 歩ける入所者はおむつをしていないか
- 車椅子で一日を過ごさせていないか

介護職員
- 人数は足りているか
- 夜間の介護態勢は安心か
- あいさつをするか
- 明るい印象か

その他
- 面会は自由にできるか
- 周りにお店はあるか（面会者のため）
- 交通の便はよいか

契約書をよく確認する

重要事項説明書（→P35）の内容を必ず確認します。本人が契約手続きが困難な場合は、「成年後見制度」*を使うと安心です。入所時の身元引受人として、利用できるか確認しておくとよいでしょう。

チェックポイント

- 利用料金は希望通りか
- サービス内容は希望通りか
- 事故が起こったときの補償が記載されているか
- 施設のタイプはどれか
- 介護付きか
- 介護が必要になった場合はどこで介護を受けるか
- その場合の費用負担はどうなるか

＊認知症などで判断力が十分でない人を保護・支援する制度。あらかじめ本人が選んだり、家庭裁判所が選任したりした後見人が、本人の財産の管理や、本人の代理で法律上の手続きなどをおこなう。

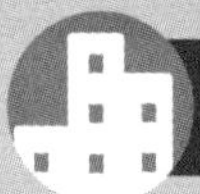

介護保険施設❶　福祉＋介護の生活の場

介護老人福祉施設 施（地）

（特別養護老人ホーム／特養）

対象は? 要介護3以上／常に介護が必要で、自宅での介護が難しい人

施設の特徴
生活の場として、日常生活全般で手厚いサービスを受けられる

受けられるサービス
- 食事、排泄、入浴などの介助
- 日常生活上の世話
- 機能訓練
- 健康管理
- 療養上の世話
- 看取り　など

入所期限
なし（平均在所日数：1177.2日）

厚生労働省「2019年介護サービス施設・事業所調査」

●基本サービス費（1割負担の例）

約2万7000～3万1000円／1ヵ月

要介護度や居室のタイプ、加算などにより異なる。別途、食費や居住費などの自己負担額（→P59）×1ヵ月の利用日数分がかかる。

人気のある施設で入所希望者が多い

介護老人福祉施設は「特別養護老人ホーム」、略して「特養」とよばれます。介護保険の公的施設のなかで最も数が多いのですが、民間施設より費用が安く、入所希望者も非常に多いのが実情。約二九万人超もの入所希望者が待機しています（二〇一九年四月）。

こうした状況から、二〇一五年に入所条件が変わり、認知症などで自宅での介護が困難な場合を除き、要介護3以上となりました。申し込み順ではなく、要介護度の高い人や自宅での生活が困難な人が優先されます。

看取りもおこなっており、「終の棲家」としての利用を希望する人も増えています。

なお、介護老人福祉施設は定員三〇人以上の施設ですが、二九人以下の小規模な施設を対象にした地域密着型介護老人福祉施設入所者生活介護もあります。こちらは、地域住民限定のサービスです。

※P110～112の費用の目安は、全国の利用実績の平均値を用いた概算。厚生労働省ホームページ「介護事業所・生活関連情報検索」をもとに算出（2021年5月時点）

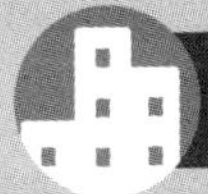

介護保険施設❷　医療＋介護で在宅復帰を目指す

介護老人保健施設 施

（老健）

対象は？　要介護1以上／入院の必要がなく、リハビリ・看護・介護が必要な人

在宅復帰が目的のリハビリ施設

介護老人保健施設は「老健」とも略されます。日常の介護を受けながら、理学療法士などによるリハビリ、医師や看護師などによる医療を受けられる施設です。病気やケガで入院し、病状が安定しているもののすぐに自宅に戻るのが困難な人が対象になります。

リハビリテーション計画を立てて、三カ月ごとに状態を見て、入所を継続するか退所するかを判定します。リハビリが必要だと判断されれば入所期間を延長することも可能です。

在宅復帰が目的の施設ですが、二〇一二年度から、看取りもおこなうようになりました（加算になります）。

注意点は、介護老人保健施設に入所中は原則として医療保険を使えないことです。ただし、一定の医療サービスは施設から提供され、費用に含まれています。入院治療が必要になれば退所となります。

施設の特徴

在宅復帰を目指す
リハビリがメインの施設

受けられるサービス

- リハビリ（日常生活動作、身体機能の維持・向上）
- 日常生活上の世話
- 食事、排泄、入浴などの介助
- 医療処置（診察、投薬）
- 看取り　など

入所期限

なし（平均在所日数：309.7日）

厚生労働省「2019年介護サービス施設・事業所調査」

●基本サービス費（1割負担の例）

約2万7000～3万4000円／1ヵ月

要介護度や居室のタイプ、加算などにより異なる。別途、食費や居住費などの自己負担額（→P59）×１ヵ月の利用日数分がかかる。

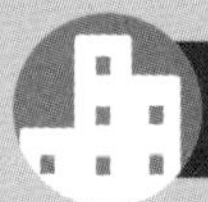

介護保険施設❸　長期の療養が必要な人は

介護療養型医療施設・介護医療院 施

対象は？　要介護1以上／病状は安定しているが、長期療養が必要な人／自宅での療養が難しい人

二〇二四年三月までに介護医療院へ移行する予定

介護療養型医療施設は、病状が安定しているものの医療処置と長期療養が必要な人が対象で、退院後の長期的な受け皿としての役割を担ってきました。医療機関の位置づけのため、いつかは退院する必要があり、また、部屋は相部屋が基本です。

この介護療養型医療施設は、二〇二四年三月での廃止が決まっています。今後は、医療と介護の連携を強化した「介護医療院」＊へと移行される見込みです。

介護療養型医療施設のコンセプトが〝病院〟だとすれば、介護医療院は〝生活の場〟です。医療提供施設と生活施設の両側面を持ち、相部屋でも間仕切りを設置するなどプライバシーに配慮しています。一生入所することも可能です。

費用のうち、日常的な医療は特定診療費として介護保険が適用されますが、急病による緊急処置などには医療保険が適用されます。

施設の特徴
医療・看護・リハビリなどの医療サービスが主に提供される

受けられるサービス
- 医療処置（診察、投薬など）
- リハビリ（日常生活動作、身体機能の維持・向上）
- 日常生活上の世話
- 看取り　など

入所期限
なし（平均在所日数：471.7日）
介護療養型医療施設の場合

厚生労働省「2019年介護サービス施設・事業所調査」

●基本サービス費（1割負担の例）

約2万5000～4万4000円／1ヵ月

要介護度や居室のタイプ、加算などにより異なる。別途、食費や居住費などの自己負担額（→P59）×1ヵ月の利用日数分がかかる。

＊厳密には「介護医療院Ⅰ型」と「介護医療院Ⅱ型」があり、Ⅰ型は介護療養型医療施設から、Ⅱ型は介護老人保健施設（老健→P111）からの移行が中心。Ⅰ型には医療療養型施設からも移行している

介護施設等❶　認知症の人が一緒に暮らす

認知症対応型共同生活介護 地
（グループホーム）

対象は？ 要介護1以上で認知症と診断されたが、自立して日常生活が送れる人／要支援2

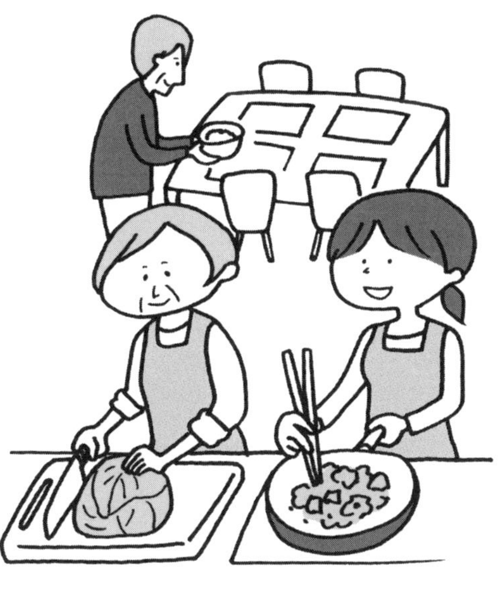

施設の特徴
認知症の人限定。1ユニットの定員は5人以上9人以下で居室は個室

入居期限
退去の条件は施設ごとに違う

役割分担をして、みんなで食事の支度をする

それぞれができることをして暮らす

グループホームは認知症の人だけのケア付き住宅です。小人数の家庭的な雰囲気の中で、利用者も家事に参加します。

入居者三人に対して一人の介護職員がつき、夜間・深夜も常駐します＊。そのほか認知症ケアの経験が三年以上ある常勤の管理者が二四時間態勢で見守ります。

生活にかかる費用（室料、食費、光熱水費など）は全額自己負担になります。介護保険が適用になるのは介護サービスの部分だけです。

利用の条件は症状が安定しており、ほかの入居者と共同生活ができることで、看取りまで対応するところが増えています。地域密着型サービスですから、市区町村によって条件などは異なります。

●要支援2の人も介護予防の目的で利用できます。

＊夜間・深夜の職員体制は、原則として1ユニットごとに夜勤1人以上。ただし3ユニットの場合、いくつかの要件を満たしていれば、例外的に夜勤2人以上の配置に緩和できる

介護施設等❷　特定施設入居者生活介護を受けられることも

有料老人ホーム

有料老人ホームのタイプ

健康型
自立型ともいう。健康で自立した生活ができる人向け。介護が必要になっても施設内では介護サービスを受けられないため、転居の必要が出てくる。

住宅型
健康型と違い、介護が必要になったときには介護保険を使った介護サービスを利用できる。在宅の人と同じように訪問介護や通所介護のサービスも受けられる。

介護付き（混合型）
介護専用型以外の特定施設。要介護の人は「混合型特定施設入居者生活介護」が、要支援の人は「介護予防特定施設入居者生活介護」が受けられる。

介護付き（介護専用型）
原則として専ら要介護の人が入居できる特定施設で、「介護専用型特定施設入居者生活介護」が受けられる。24時間の介護体制が整っている（混合型も同じ）。

介護保険を利用してサービスが受けられることも

有料老人ホームのなかには、都道府県などの指定を受けた特定施設があります。「介護付き」と表示される施設がそれにあたり、入居者は、介護保険を利用してサービスを包括的に受けられます*（特定施設入居者生活介護→P107）。また、地域密着型もあります。

要支援の人は、混合型の介護付き有料老人ホームに入居した場合、介護予防の目的で受けられます。

ただ、介護保険施設よりも費用が比較的高いです。入居時の一時金の額や、自己負担金の範囲など、慎重に確認しましょう。

入居方式

分譲方式…所有権を購入する。売却・相続も可能

賃貸方式…賃貸マンションなどと同様に毎月家賃・管理費を支払う。入居時に一時金が必要なことも

終身利用権方式…入居時に一時金を支払い、一代限りの終身利用権を買い取る

＊主に一般型（→P107）の場合

介護施設等❸　特定施設に指定されているところもある

サービス付き高齢者向け住宅（サ高住）

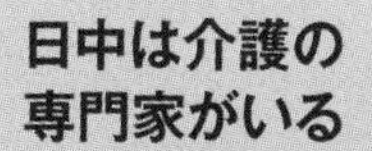

日中は介護の専門家がいる

昼間は生活相談や安否確認のサービスが受けられます。

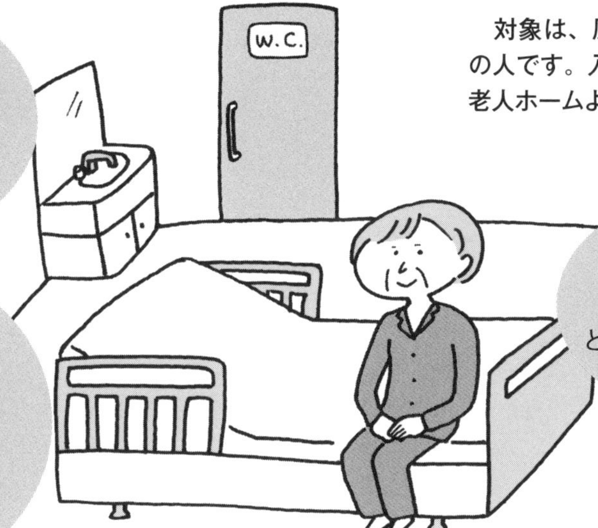

対象は、原則として60歳以上の人です。入居時の一時金は有料老人ホームよりおおむね低めです。

夜間でも対応してくれる

緊急通報システムでオペレーターにつながり、夜間でも対応してもらえます。

バリアフリー構造

居室、共用スペースともバリアフリーです。

居室に広めのトイレや洗面所が設置されているところもある

賃貸アパート・マンションのような高齢者向け住宅

サービス付き高齢者向け住宅は略して「サ高住」といい、近年とても数が増えています。ただし、特定施設の指定を受けている住宅は、まだ多くありません。

もっとも多く提供されているのは、生活相談と安否確認です。

入居できるのは原則、六〇歳以上。ほとんどが賃貸方式で、入居時に一時金が必要です。利点としては、住み慣れた地域に暮らしつづけられることが挙げられます。

アドバイス

❶提供されるサービスは**施設により差があります**。

❷賃貸マンションのような施設なので、いざというとき**医療とどのように連携しているか**、その場合の費用も確認しておきましょう。

❸**退去の条件**があるかどうかも確認しておきたいことです。

介護施設等❹　探せばまだまだいっぱいある

その他の介護施設等

軽費老人ホーム（ケアハウス）

特定施設の指定を受けられることも

60歳以上で、自宅での生活に不安のある人が対象。A型とB型、ケアハウスがある。A型は食事が提供される。B型は自炊。ケアハウスは介護サービスも受けられる。近年は、ケアハウスに一元化されつつある。

介護保険法では、基準を満たせば、特定施設として指定を受けることができる。

養護老人ホーム

特定施設の指定を受けられることも

身体･精神または環境上の理由や、経済的な事情によって自宅での生活が難しい、65歳以上の人が対象。この条件に合えば、介護保険法とは関係なく入所できる。

介護保険法では、基準を満たせば、特定施設として指定を受けることができる。

このほかにも下記のように、介護施設等はいろいろあります。提供される介護サービスの内容や費用をよく確認しましょう。

↓

- 特定施設の指定がない有料老人ホーム：外部の介護サービス事業者を利用します。
- 生活支援ハウス：自宅での生活に不安がある高齢者などが利用できる賃貸住宅で、社会福祉法人などが運営しています。

シルバーハウジング

バリアフリー化された公営の賃貸住宅。ライフサポートアドバイザーが配置され、生活相談や安否確認、緊急連絡などのサービスが提供される。外部の介護サービスも利用できる。

困ったときの相談窓口

●住んでいる市区町村の担当窓口

介護保険制度や介護サービス内容など、介護全般。相談内容によって担当が分かれている場合があるので、何を相談したいかを明確にして連絡するとよいでしょう。

●地域包括支援センター

介護サービスに関する相談。介護予防、成年後見制度など。全国に約5000ヵ所あります。身近なセンターがわからない場合は、下記に問い合わせてもいいでしょう。なお部署名は自治体によって違います。

・都道府県庁内にある介護福祉部など
・東京23区は区役所内にある介護福祉部など
・政令指定都市は市役所内（または区役所内）にある介護福祉部など

●社会福祉協議会

ボランティアやケアマネ、福祉サービス事業者に関する情報など。

●保健所・保健センター

心身の病気、保健に関する相談など。

●福祉事務所

施設への入所、高齢者の生活など福祉全般について。全国に1250ヵ所あります（2021年4月）。

●在宅介護支援センター

自宅で介護をおこないたい場合。地域包括支援センターに役割が移り、市区町村によっては廃止されていることが多くなっています。

●国民健康保険団体連合会

国民健康保険に関する相談、介護事業者とのトラブルに関する相談など。各都道府県に1団体ずつ設けられています。

●民生委員

サービス窓口の紹介など、身近な相談にのってもらえます。

その他

●高齢者安心電話（東京都の場合）

公益社団法人東京社会福祉士会が運営。
℡03－5944－8640

●認知症てれほん相談

公益社団法人認知症の人と家族の会が運営。
℡0120－294－456

●認知症 110 番

公益財団法人認知症予防財団が運営。
℡0120－654－874

特定疾病（P12）

40 ～ 64歳でも、下記の疾病の場合には介護保険のサービスを受けられます。

・脳血管疾患（脳出血、脳梗塞、くも膜下出血など）
・がんの末期（余命６ヵ月程度と判断される場合）
・初老期認知症（若年性認知症ともいう）
・糖尿病性神経障害、糖尿病性腎症、糖尿病性網膜症
・関節リウマチ
・骨折を伴う骨粗鬆症（こつそしょうしょう）
・パーキンソン病と関連疾患
（進行性核上性麻痺、大脳皮質基底核変性症など）
・筋萎縮性側索硬化症
・脊髄小脳変性症
・閉塞性動脈硬化症
・慢性閉塞性肺疾患
・両側の膝関節または股関節に著しい変形を伴う変形性関節症
・脊柱管狭窄症
・後縦靭帯骨化症
・多系統萎縮症
・早老症

マイナンバー確認のために必要な書類（P19）

各種手続きでマイナンバーの確認のために、以下の書類が必要になります。

［マイナンバーカード もしくは 通知カードか個人番号が記載された住民票の写し］

＋

［顔写真つきの公的書類（運転免許証、パスポート、身体障害者手帳、介護支援専門員証など）
もしくは 顔写真のない公的書類２点（介護保険証、健康保険証、後期高齢者医療保険証、年金手帳など）］

高額医療・高額介護合算療養費制度の限度額（P 71）

（P 71）

区分（国民健康保険・後期高齢者医療制度の場合）		70歳以上の医療保険＋介護保険
現役並みの所得のある人がいる世帯	課税所得 690 万円以上	212 万円
	課税所得 380 万円以上	141 万円
	課税所得 145 万円以上	67 万円
一般	いずれにもあてはまらない＊1	56 万円
住民税非課税世帯	区分Ⅱ	31 万円
	区分Ⅰ	19 万円＊2

1年間にかかった医療保険と介護保険の自己負担額の合計が限度額以上の場合、申請すると超過分が戻ってきます。なお、70歳未満は所得金額によって区分が変わります。

＊1　世帯収入の合計額が520万円（1人世帯の場合は383万円）未満の場合および「旧ただし書所得」の合計額が210万円以下の場合も含む

＊2　介護サービスの利用者が世帯内に複数いる場合は31万円

地域区分の適用地域（P 68）

介護サービスの利用料は、円でなく単位で示されますが、その1単位がいくらにあたるかは地域によって違います。基準は1単位が10円です。自分の住んでいる地域が何%上乗せになるかを見ます。さらにサービスの内容によって人件費率が計算され、上乗せされた金額の70、55、45%の金額になります。

区分	上乗せ割合	地域
1級地	20%	●**東京都**：特別区
2級地	16%	●**東京都**：町田市、狛江市、多摩市 ●**神奈川県**：横浜市、川崎市 ●**大阪府**：大阪市
3級地	15%	●**埼玉県**：さいたま市 ●**千葉県**：千葉市 ●**東京都**：八王子市、武蔵野市、三鷹市、青梅市、府中市、調布市、小金井市、小平市、日野市、東村山市、国分寺市、国立市、清瀬市、東久留米市、稲城市、西東京市 ●**神奈川県**：鎌倉市 ●**愛知県**：名古屋市 ●**大阪府**：守口市、大東市、門真市、四條畷市 ●**兵庫県**：西宮市、芦屋市、宝塚市
4級地	12%	●**茨城県**：牛久市 ●**埼玉県**：朝霞市、志木市、和光市 ●**千葉県**：船橋市、成田市、習志野市、浦安市 ●**東京都**：立川市、昭島市、東大和市 ●**神奈川県**：相模原市、藤沢市、逗子市、厚木市、海老名市 ●**愛知県**：刈谷市、豊田市 ●**大阪府**：豊中市、池田市、吹田市、高槻市、寝屋川市、箕面市 ●**兵庫県**：神戸市
5級地	10%	●**茨城県**：水戸市、日立市、龍ケ崎市、取手市、つくば市、守谷市 ●**埼玉県**：新座市、ふじみ野市 ●**千葉県**：市川市、松戸市、佐倉市、市原市、八千代市、四街道市、印西市、栄町 ●**東京都**：福生市、あきる野市、日の出町 ●**神奈川県**：横須賀市、平塚市、小田原市、茅ヶ崎市、大和市、伊勢原市、座間市、綾瀬市、寒川町、愛川町 ●**愛知県**：みよし市 ●**滋賀県**：大津市、草津市、栗東市 ●**京都府**：京都市 ●**大阪府**：堺市、枚方市、茨木市、八尾市、松原市、摂津市、高石市、東大阪市、交野市 ●**兵庫県**：尼崎市、伊丹市、川西市、三田市 ●**広島県**：広島市、府中町 ●**福岡県**：福岡市、春日市
6級地	6%	●**宮城県**：仙台市、多賀城市 ●**茨城県**：土浦市、古河市、利根町 ●**栃木県**：宇都宮市、下野市、野木町 ●**群馬県**：高崎市 ●**埼玉県**：川越市、川口市、行田市、所沢市、飯能市、加須市、東松山市、春日部市、狭山市、羽生市、鴻巣市、上尾市、草加市、越谷市、蕨市、戸田市、入間市、桶川市、久喜市、北本市、八潮市、富士見市、三郷市、蓮田市、坂戸市、幸手市、鶴ヶ島市、吉川市、白岡市、伊奈町、三芳町、宮代町、杉戸町、松伏町 ●**千葉県**：野田市、茂原市、柏市、流山市、我孫子市、鎌ケ谷市、袖ケ浦市、白井市、酒々井町 ●**東京都**：武蔵村山市、羽村市、瑞穂町、奥多摩町、檜原村 ●**神奈川県**：三浦市、秦野市、葉山町、大磯町、二宮町、清川村 ●**岐阜県**：岐阜市

区分	上乗せ割合	地域
6級地	6%	●**静岡県**：静岡市 ●**愛知県**：岡崎市、瀬戸市、春日井市、津島市、碧南市、安城市、西尾市、稲沢市、知立市、豊明市、日進市、愛西市、清須市、北名古屋市、弥富市、あま市、長久手市、東郷町、大治町、蟹江町、豊山町、飛鳥村 ●**三重県**：津市、四日市市、桑名市、鈴鹿市、亀山市 ●**滋賀県**：彦根市、守山市、甲賀市 ●**京都府**：宇治市、亀岡市、向日市、長岡京市、八幡市、京田辺市、木津川市、精華町 ●**大阪府**：岸和田市、泉大津市、貝塚市、泉佐野市、富田林市、河内長野市、和泉市、柏原市、羽曳野市、藤井寺市、泉南市、大阪狭山市、阪南市、島本町、豊能町、能勢町、忠岡町、熊取町、田尻町、岬町、太子町、河南町、千早赤阪村 ●**兵庫県**：明石市、猪名川町 ●**奈良県**：奈良市、大和高田市、大和郡山市、生駒市 ●**和歌山県**：和歌山市、橋本市 ●**福岡県**：大野城市、太宰府市、福津市、糸島市、那珂川市、粕屋町
7級地	3%	●**北海道**:札幌市 ●**茨城県**:結城市、下妻市、常総市、笠間市、ひたちなか市、那珂市、筑西市、坂東市、稲敷市、つくばみらい市、大洗町、阿見町、河内町、八千代町、五霞町、境町 ●**栃木県**：栃木市、鹿沼市、日光市、小山市、真岡市、大田原市、さくら市、壬生町 ●**群馬県**：前橋市、伊勢崎市、太田市、渋川市、玉村町 ●**埼玉県**：熊谷市、深谷市、日高市、毛呂山町、越生町、滑川町、川島町、吉見町、鳩山町、寄居町 ●**千葉県**：木更津市、東金市、君津市、富津市、八街市、富里市、山武市、大網白里市、長柄町、長南町 ●**神奈川県**：山北町、箱根町 ●**新潟県**：新潟市 ●**富山県**：富山市 ●**石川県**：金沢市、内灘町 ●**福井県**：福井市 ●**山梨県**：甲府市 ●**長野県**：長野市、松本市、塩尻市 ●**岐阜県**：大垣市、多治見市、各務原市、可児市 ●**静岡県**：浜松市、沼津市、三島市、富士宮市、島田市、富士市、磐田市、焼津市、掛川市、藤枝市、御殿場市、袋井市、裾野市、函南町、清水町、長泉町、小山町、川根本町、森町 ●**愛知県**：豊橋市、一宮市、半田市、豊川市、蒲郡市、犬山市、常滑市、江南市、小牧市、新城市、東海市、大府市、知多市、尾張旭市、高浜市、岩倉市、田原市、大口町、扶桑町、阿久比町、東浦町、幸田町、設楽町、東栄町、豊根村 ●**三重県**：名張市、いなべ市、伊賀市、木曽岬町、東員町、菰野町、朝日町、川越町 ●**滋賀県**：長浜市、野洲市、湖南市、高島市、東近江市、日野町 ●**京都府**:城陽市、大山崎町、久御山町 ●**兵庫県**:姫路市、加古川市、三木市、高砂市、稲美町、播磨町 ●**奈良県**：天理市、橿原市、桜井市、御所市、香芝市、葛城市、宇陀市、山添村、平群町、三郷町、斑鳩町、安堵町、川西町、三宅町、田原本町、曽爾村、明日香村、上牧町、王寺町、広陵町、河合町 ●**岡山県**：岡山市 ●**広島県**：東広島市、廿日市市、海田町、坂町 ●**山口県**：周南市 ●**徳島県**：徳島市 ●**香川県**：高松市 ●**福岡県**：北九州市、飯塚市、筑紫野市、古賀市 ●**長崎県**：長崎市
その他	0%	そのほかの地域

●人件費率

人件費率	サービス
70%	居宅介護支援（ケアマネジメント）、訪問介護、訪問入浴介護、訪問看護、定期巡回・随時対応型訪問介護看護、夜間対応型訪問介護
55%	訪問リハビリテーション、通所リハビリテーション、認知症対応型通所介護、小規模多機能型居宅介護、看護小規模多機能型居宅介護、短期入所生活介護
45%	通所介護、短期入所療養介護、特定施設入居者生活介護、認知症対応型共同生活介護、介護老人福祉施設、介護老人保健施設、介護療養型医療施設、介護医療院、地域密着型特定施設入居者生活介護、地域密着型介護老人福祉施設入所者生活介護、地域密着型通所介護

●計算例

東京都文京区に住んでいる人が訪問介護（ホームヘルプ）を45分間利用した場合

396単位×（10円＋10円×20%×70%）＝4514円

上記の１～３割が自己負担額です。

■監修者プロフィール

牛越博文（うしこし・ひろふみ）

日本生命保険相互会社に入社後、ドイツ、オーストリア、イギリス駐在中に医療・介護関連の調査に携わる。日本生命退社後、厚生労働省所管（当時）の研究機構等に属しながら、中医協・診療報酬改定関連業務担当、早稲田大学エクステンションセンター講師を務め、テレビ朝日『ニュースステーション』等に出演。社会医療法人の経営企画部長、有限責任監査法人トーマツ（デロイトトーマツ）勤務を経て、パラマウントヘルスケア総合研究所所長。『よくわかる介護保険のしくみ』（日本経済新聞出版社）、『医療経済学入門』（岩波書店）、『これだけは知っておきたい ドラッカー』（文藝春秋）などの著書がある。

■参考文献

牛越博文著『よくわかる介護保険のしくみ』（日本経済新聞出版社）

田中元著『介護事業所のための改正介護保険早わかり』（自由国民社）

服部万里子著『最新　図解でわかる　介護保険のしくみ』（日本実業出版社）

伊藤亜記監修『いちばんわかりやすい最新介護保険』（成美堂出版）

ユーキャン介護保険研究会編『U-CANの介護保険利用マニュアル』（ユーキャン学び出版発行、自由国民社発売）

三好春樹著『いざという時の介護施設選びQ＆A』（講談社）

高室成幸監修『最新介護保険の基本と仕組みがよ～くわかる本』（秀和システム）

厚生労働省ホームページ（介護・高齢者福祉）
https://www.mhlw.go.jp/index.html

財務省ホームページ（財政制度等審議会 財政制度分科会 議事要旨等）
https://www.mof.go.jp/index.htm

●編集協力　オフィス201　重信真奈美
●カバーデザイン　桐畑恭子
●カバーイラスト　村山宇希
●本文デザイン　工藤亜矢子（OKAPPA DESIGN）
●本文イラスト　村山宇希

介護ライブラリー

最新版　図解 介護保険のしくみと使い方がわかる本

2021年9月1日 第1刷発行
2023年4月27日 第4刷発行

監　修	牛越博文（うしこし・ひろふみ）
発行者	鈴木章一
発行所	株式会社講談社 東京都文京区音羽二丁目12-21 郵便番号　112-8001 電話番号　編集　03-5395-3560 販売　03-5395-4415 業務　03-5395-3615
印刷所	凸版印刷株式会社
製本所	株式会社若林製本工場

N.D.C. 369　119p　21cm

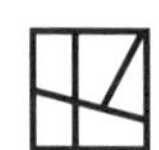

KODANSHA

ISBN978-4-06-524583-5